الصحة المدرسية

شكـر ، فايز عبد المقصود .

الصحــة المدرسية / فايز عبد المقصود شكر، أمان محمد أسعد، أبو القاسم إبراهيم عبد الحليم . ط2 – القاهرة : عالم الكتب ، 2007 .

184 ص : ايض ؛ 24 سم

يشتمل على إرجاعات ببليوجرافية

تدمك : 2-191-232-977

الصحة المدرسية 613.0432

أسعد، أمان محمد، (مؤلف مشارك).

عبد الحليم، أبو القاسم إبراهيم، (مؤلف مشارك).

عالم الكتب

نشر. توزيع . طباعة

❖ الإدارة :

16 شارع جواد حسنى - القاهرة

تليفون : 3924626

فاكس : 002023939027

❖ المكتبة :

38 شارع عبد الخالق ثروت - القاهرة

تليفون : 3926401 - 3959534

ص . ب 66 محمد فريد

الرمز البريدى : 11518

❖ الطبعة الثانية

1428 هـ - 2007 م

❖ رقم الإيداع: 11438

❖ الترقيم الدولى I.S.B.N

977- 232–191 –2

❖ الموقع على الإنترنت : WWW.alamalkotob.com

❖ البريد الإلكترونى : info@alamalkotob.com

الصحة المدرسية

الدكتور

فايز عبد المقصود شكر

الدكتور

أمان محمد أسعد

الدكتور

أبو القاسم إبراهيم عبد الحليم

بسم الله الرحمن الرحيم

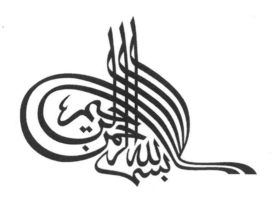

مقدمة الطبعة الأولى

بسم الله الرحمن الرحيم والحمد لله رب العالمين والصلاة والسلام على سيدنا محمد المبعوث رحمة للعالمين وبعد،،

لقد ظهرت فكرة هذا الكتاب من خلال تدريسنا لمقرر الصحة المدرسية بكلية المعلمين بتبوك بالمملكة العربية السعودية، ولذلك أُعد هذا الكتاب لكى يغطى كل مفردات مقرر الصحة المدرسية الخاص بطلاب كليات المعلمين.

ويهدف هذا الكتاب إلى تعريف القارئ بالمعلومات الأساسية عن الصحة المدرسية والعوامل التى تؤثر على صحة الفرد وكذلك المواد الغذائية والأمراض المختلفة التى تصيب طلاب المدارس، بالإضافة إلى بعض المعلومات الأساسية عن الإسعافات الأولية. وقد تم عرض المعلومات بطريقة مبسطة وواضحة ومناسبة لكافة المستويات.

ويتكون الكتاب من ثمان فصول. يتناول الفصل الأول مفهوم الصحة العامة والعوامل التى تؤثر على صحة الفرد، والوراثة وعلاقتها بالأمراض وبعض الأمراض الوراثية. ويتضمن الفصل الثانى الصحة المدرسية وعلاقتها بالصحة العامة وأسباب الاهتمام بالصحة المدرسية، وأهداف ومجالات وبرامج الصحة المدرسية. ويتضمن الفصل الثالث البيئة المدرسية وشروط المبنى المدرسى والحجرات الدراسية والمرافق الصحية والأثاث المدرسى والمقصف المدرسى.

فى الفصل الرابع يتم عرض المواد الغذائية التى يحتاجها جسم الإنسان ووظائفها

ومواصفات الغذاء السليم. ويتناول كل من الفصل الخامس والسادس أمراض سوء التغذية والأمراض غير المعدية والأمراض المعدية. ويقدم الفصل السابع فكرة مبسطة عن المناعة الطبيعية والمناعة المكتسبة. ويتضمن الفصل الثامن المبادئ الأساسية للإسعافات الأولية وطرق إسعاف بعض الحوادث الشائعة.

ونود أن نقدم الشكر للأستاذ خالد عثمان عبد الرحيم أحمد، بمركز A4 للطباعة بتبوك، المملكة العربية السعودية على مجهوده الوافر وقدراته العالية وخبراته الممتازة في طباعة هذا الكتاب، كما نقدم الشكر لإدارة مركز A4 للطباعة بتبوك.

نسأل الله تعالى التوفيق لما نصبوا إليه إنه نعم المولى ونعم النصير.

المؤلفون

تبوك ـ 1420هـ ـ 1999م

مقدمة الطبعة الثانية

بسم الله الرحمن الرحيم . الحمد لله رب العالمين والصلاة والسلام على أشرف المرسلين سيدنا محمد النبى الأمين وعلى آله وصحبه ومن أتبع هديه إلى يوم يبعثون.. وبعد.

يسعدنا أن نقدم هذه الطبعة الثانية من كتاب الصحة المدرسية، حيث لا تزال موضوعات هذا الكتاب تلقى إهتمامًا سواء من المهتمين بدراسة منهج "الصحة المدرسية"، أو من المهتمين بالقراءة العامة والمعرفه لموضوعات هذا الكتاب التى ترتبط ارتباطًا وثيقًا بالمدرسة وبطلاب المدارس الذين يمثلون نسبة معقوله لسكان أى دولة، كما أنها ترتبط بالصحة العامة والمجتمع.

ولذلك فإن هذا الكتاب يعتبر أحد الكتب الهامة الذى يجب أن تقتنيه كل مدرسة، لأنه يشمل على موضوعات أساسية عن انشاء المدارس وكذلك المحافظة على صحة التلاميذ، هذا بالإضافة لكونه منهجًا للتثقيف الصحى الذى يمكن تدريسه بكليات المعلمين وكليات التربية.

وفى هذه الطبعة رأينا أن نضيف إليها بعض الإضافات المفيدة التى تخدم الموضوع، وخاصة أمراض سوء التغذية التى أضيف إليها معلومات جعلتها أكثر عمقًا وتفصيلاً. كما أضيف فصل كامل عن تلوث البيئة واثاره على صحة

التلاميذ، لما لهذا الموضوع من أهمية حتى يمكن المحافظة على صحة التلاميذ من الآثار الضارة لتلوث البيئة ونود أن نقدم الشكر لكل من ساهم في طباعة ونشر هذا الكتاب.

ونسأل الله العلى القدير أن يوفقنا دائمًا للخير، إنه نعم المولى ونعم النصير.

المؤلفون

القاهرة في 2006/11/12

فهرس الكتاب

الفصل الأول

الصحـة العامـة

مفهوم الصحة العامة

الصحة العامة تعتبر أحد فروع العلوم الذى يدرس كيفية تطوير وترقية الحياة الصحية للإنسان سواء من ناحية دراسة الأمراض ومسبباتها وطرق انتقالها وكيفية الوقاية منها أو ما يتعلق بنشر الوعى الصحى والاهتمام بصحة البيئة ومكافحة الأخطار الصحية ومعالجتها. كما تعتبر الصحة العامة علم اجتماعى يربط الطب بالنواحى الاجتماعية ويعتنى بالرعاية الصحية لأفراد المجتمع.

وقد تطور مفهوم الصحة العامة على مر العصور. ففى العصر اليونانى اتجه مفهوم الصحة العامة إلى الاهتمام بصحة الفرد عن طريق تشجيع التغذية السليمة والنظافة الشخصية والتنسيق بين أوقات العمل والراحة والاهتمام بالألعاب الرياضية. وقد كان هذا المفهوم يعنى أن صحة الفرد تنعكس على صحة المجتمع، وكلما ساءت صحة الأفراد كلما انخفض المستوى الصحى للمجتمع.

وفى العصر الرومانى، اتجه مفهوم الصحة العامة إلى صحة البيئة، حيث تحول الاهتمام إلى تحسين عوامل البيئة التى تؤثر على صحة المجتمع، مثل توفير المياه الصالحة للشرب والاستعمال الآدمى وجمع وتصريف الفضلات الآدمية والقمامة بطريقة نظيفة وصحية، ومكافحة الحشرات والقوارض وحماية البيئة من التلوث.

وفى العصر الإسلامى، كان مفهوم الصحة العامة يجمع بين الاهتمام بصحة الفرد والاهتمام بصحة البيئة.

أما فى العصر الحديث، فقد أصبح مفهوم الصحة العامة أنه علم منع حدوث المرض والوقاية منه، والعمل على رفع المستوى الصحى والتحكم فى انتشار الأمراض المعدية، وتحسين الخدمات الطبية، والعمل على التشخيص المبكر

للأمراض والقضاء عليها والعلاج الوقائي للأمراض، والارتقاء بالمستوى الصحى للمجتمع.

وأصبحت الصحة العامة أحد مجالات اهتمام كل دولة، حيث يتركز هذا الاهتمام على المستويات التالية:

أ ـ الصحة الشخصية لأفراد المجتمع:

وهذا يتم عن طريق توعية أفراد المجتمع بأهمية التغذية السليمة واتباع أساليب النظافة الشخصية والعناية بالأطفال والأمهات الحوامل.

ب ـ صحة البيئة:

تهتم الدول بالبيئة التى يعيش فيها أفراد المجتمع عن طريق توفير مياه الشرب السليمة وتصريف القمامة والفضلات بطرق صحية تحافظ على سلامة البيئة، ومراقبة الأغذية والأطعمة الطازجة والمصنعة التى يتناولها أفراد المجتمع حتى لا تكون سبباً فى نشر الأمراض والأوبئة، وحماية البيئة من الملوثات المختلفة وتصريف مخلفات المصانع بطريقة سليمة.

ج ـ وقاية أفراد المجتمع من الأمراض:

تعتمد البرامج الصحية للدول على تقديم الأمصال واللقاحات لجميع أفراد الشعب فى حالات الطوارئ أو للوقاية من انتشار الأوبئة وكذلك التطعيم الدورى للأطفال بعد الولادة مباشرة وقد نجحت هذه البرامج فى منع انتشار العديد من الأمراض وكذلك القضاء عليها.

ولهذا ارتبط مفهوم الصحة العامة بمجالات الخدمة الاجتماعية، وأصبح يعرف بالطب الاجتماعى فى العصر الحديث. ومن هنا يتضح أن الصحة العامة أصبح العلم الذى يربط الطب بالنواحى الاجتماعية، ويعتبر أفراد المجتمع وحدات ترتبط ببعضها البعض، كما ترتبط بالظروف البيئية والعوامل الاجتماعية والاقتصادية والثقافية والجغرافية. كما أن الصحة والمرض يرتبطان ارتباطاً وثيقاً بالمجتمع وأن

الرعاية الطبية وحدها لا تكفى لأفراد المجتمع ولكنها يجب أن تسير جنباً إلى جنب مع الرعاية الاجتماعية.

ويمكن تعريف الصحة بأنها: "النمو السليم للفرد بدنياً وعقلياً واجتماعياً وخلو جسمه من الأمراض".

ويوضح لنا هذا التعريف أن أجهزة جسم الإنسان يجب أن تكون سليمة وخالية من الأمراض حتى تقوم بوظيفتها وتُمكّن الفرد من العمل والحياة، وتعطيه القدرة على مقاومة الأمراض. أما الناحية العقلية فيجب أن يستطيع الإنسان التوفيق بين رغباته، ويجب أن يتحمل الأزمات التى تواجهه فى حياته حتى تكون حالته العقلية والنفسية مستقرة وهادئة.

أما الحالة الاجتماعية المهمة لصحة الفرد فهى قدرته على الحياة والتعامل والتلاءوم مع بقية أفراد المجتمع الذى يعيش فيه، حتى لا يعيش منعزلاً ومنطوياً ومبتعداً عن كل ما يحيط به، فلا يستطيع التكيف مع المجتمع مما يؤثر على صحته.

ومن ناحية أخرى، يُعرف المرض أنه حالة التغيير النسبية فى التركيب والشكل أو الوظيفة أو كلاهما لعضو معين، وذلك نتيجة لمجموعة من الاضطرابات الوظيفية التى تصيب ذلك العضو.

ففى الحالة الطبيعية تعمل أجهزة الجسم بشكل متجانس ومتوازن وفعال حتى يحدث الاستقرار فى الجسم، ولهذا يشعر الإنسان بحالة من الاستقرار الجسمى والعقلى والنفسى دون الإحساس بأى خلل.

أما فى حالة المرض فيحدث انحراف أو اختلال لحالة الاستقرار الجسمى أو العقلى أو النفسى، الأمر الذى ينتهى بالاضطراب والخلل لجهاز أو عدة أجهزة بالجسم، والذى تظهر له

ومزمن أو قد ينتشر المرض فى جميع أجزاء وأعضاء الجسم أو بتركيز فى عضو معين بالجسم.

العوامل التى تؤثر على صحة الفرد

1- الوراثة:

من المعروف أن الإنسان يولد بصفات عضوية وجسمية وصحية موروثة من والديه وكذلك أجداده. وقد يولد الطفل ولديه استعداد وراثى للإصابة بأحد الأمراض، مثل مرض عمى الألوان أو مرض نزف الدم "الهيموفيليا" أو مرض السكر، على سبيل المثال. ولذلك، تعتبر الوراثة أحد العوامل الهامة التى تؤثر على صحة الفرد.

2- البيئة:

البيئة هى العوامل والظروف الحيوية والفيزيائية والكيمائية التى تحيط بالإنسان وتؤثر على حياته، ويمكن تقسيم العوامل البيئية التى تؤثر على صحة الإنسان إلى ما يلى:ـ

أ ـ العوامل الطبيعية:

وتشمل العوامل الجغرافية التى تؤثر على صحة الإنسان سواء عن طريق الارتفاع أو الانخفاض عن سطح البحر أو البعد عن خط الاستواء أو العوامل الجيولوجية التى تحدد طبيعة المنطقة سواء كانت منطقة جافة أو رطبة أو خضراء أو مائية. وأخيراً عوامل المناخ التى تشمل الحرارة والرطوبة والأمطار والرياح وغيرها من العوامل التى تؤثر على صحة الإنسان.

ب ـ العوامل الحيوية:

وتشمل الكائنات الحية التى توجد فى المكان الذى يعيش فيه الإنسان، بعض هذه الكائنات تتطفل على الإنسان وتسبب له العديد من الأمراض، فمثلاً بعوضة الأنوفليس التى تسبب مرض الملاريا للإنسان يجب أن تتكاثر فى المياه العذبة فى المناطق الحارة أو المعتدلة فقط، وكذلك تحتاج ديدان البلهارسيا، التى تسبب مرض البلهارسيا للإنسان، لعائل وسيط يتوافر في بيئة مياه عذبة محددة. ولهذا تتأثر صحة الإنسان بنوع الكائن الحى الذى يعيش فى بيئته.

ج ـ العوامل الاقتصادية والاجتماعية:

يؤثر المستوى الاقتصادى والاجتماعى للمجتمع على صحة أفراد ذلك المجتمع، لذا نجد أن انتشار الأمراض عادةً يكثر فى المجتمعات الفقيرة نظراً لانخفاض مستوى الصحة العامة كما أن العادات والتقاليد الاجتماعية تؤثر على صحة الإنسان، فنجد أن المستوى الصحى للفرد يعتمد على نوع التربية الاجتماعية التى نشأ عليها، من حيث الاهتمام بأساليب النظافة والبعد عن العادات التى تساهم فى انتشار الأمراض المعدية.

3- العادات الشخصية للفرد:

تتوقف صحة الإنسان على العادات الشخصية التى يسلكها فى حياته من حيث النظافة العامة، إتباع العادات الصحية للتغذية، الإكثار من تناول الدهون، مزاولة الرياضة، التدخين، واتباع تعليمات الوقاية من الأمراض.. الخ.

4- الحالة البدنية والنفسية والاجتماعية للفرد:

تعتمد صحة الإنسان على سلامة أجهزة جسمه وخلوها من الأمراض، وكذلك على حالته النفسية السليمة المستقرة، وعلى قدرته على التكيف والتعامل مع بقية أفراد المجتمع الذى يعيش فيه.

الوراثة وعلاقتها بالأمراض

يرث كـل فرد منا الصـفات الجسـمية والجنسـية من والديه. والجينات أو "المورثات" الوراثية هى المسئولة عن إظهار هذه الصفات. توجد الجينات على الكروموسومات الموجودة فى أنوية جميع خلايا الإنسان، وأى اختلال فى عدد الكروموسومات وكذلك أى اختلال فى الجينات ينتج عنه صفة أو مرض غير مرغوب فيه، وهذا المرض يورثه الأباء إلى الأبناء. فمثلاً، هناك بعض الأمراض الوراثية التى تنتج عن اختلال فى تركيب أو ترتيب أو وظيفة الجينات الموجودة على

الكروموسومات الوراثية مثل مرض الأنيميا المنجلية ومرض الهيموفيليا ومرض عمى الألوان. كما توجد أمراض وراثية تنتج عن شذوذ فى عدد الكروموسومات مثل مرض دوان ومرض تيرنر ومرض كلاينفلتر. وهكذا تلعب الوراثة دوراً هاماً فى توريث بعض الأمراض أو توريث صفة الاستعداد للإصابة بأمراض محددة من الأبوين إلى الأبناء.

الوراثة وتحديد الجنس

تحتوى كل خلية من خلايا جسم الإنسان على 46 كروموسوم. هذه الكروموسومات توجد فى أنوية الخلايا. وتنتج هذه الكروموسومات عندما يندمج الحيوان المنوى مع البويضة. ويحمل الحيوان المنوى فى الرجل 23 كروموسوم، كما تحمل بويضة الأنثى أيضاً 23 كروموسوم. وبعد اندماج الحيوان المنوى مع البويضة تنتج البويضة المخصبة "الزيجوت" التى تحمل 46 كروموسوم. وتنقسم هذه البويضة المخصبة انقسامات متتالية لتكون جميع خلايا جسم الإنسان التى يوجد بكل منها 46 كروموسوم. وتوجد هذه الكروموسومات على هيئة أزواج متشابهة بدأً من الكروموسوم رقم "1" حتى الكروموسوم رقم "22"، وتسمى هذه الكروموســومات "بالكروموســومات الجسدية" أما زوج الكروموسومات رقم "23" فيكون غير متشابهاً عند الذكر ومتشابهاً عند الأنثى، ويسمى هذا الزوج "الكروموسومات الجنسية"، أى الكروموسومات التى تحدد نوع جنس الجنين ذكراً أو أنثى. ويرمز للكروموسومات الجنسية فى الإناث بالرمز (XX)، أما فى حالة الذكور فيرمز للكروموسومات الجنسية بالرمز (XY). وتقع الشفرة الوراثية لتحديد الجنس على الكروموسوم (Y). والكروموسومات الموجودة فى الحيوان المنوى إما أن تكون: (22 كروموسوم جسدى + كروموسوم واحد جنسى من النوع X) أو (22 كروموسوم جسدى + كروموسوم واحد جنسى من النوع Y). أما البويضات فتحمل نوعاً واحداً من الكروموسومات الجنسية من النوع X،

بالاضافة إلى 22 كروموسوم جسدى. وينتج الجنين الذكر عندما يندمج الحيوان المنوى الذى يحمل الكروموسوم الجنسى Y مع إحدى البويضات، حيث تتكون البويضة المخصبة التى تحمل 44 كروموسوم جسدى + زوج من الكروموسومات الجنسية XY. أما إذا اندمج حيوان منوى من النوع (X+22) مع بويضة (X+22). ينتج أنثى (44 كروموسوم جسدى + زوج كروموسوم جنسى XX).

الأمراض الوراثية

توجد العديد من الأمراض الوراثية التى تنشأ عن مسببات مختلفة، وفيما يلى أمثلة لبعض هذه الأمراض:

أ ـ الأمراض الوراثية التى تنتج عن اختلال أو "شذوذ" فى وظيفة الجينات الموجودة على الكروموسومات الوراثية:

1- مرض الأنيميا المنجلية:

يحدث مرض الأنيميا المنجلية نتيجة خلل فى وظيفة الجين المسئول عن تكوين كريات الدم الحمراء، وتنتج كريات دم حمراء غير طبيعية تأخذ شكل المنجل أو الهلال، وتتغير مادة الهيموجلوبين التى تدخل فى تركيب كريات الدم الحمراء وتفقد وظيفتها وتتكسر بسرعة مما يؤدى إلى ضعف الجسم وألام فى العظام والمفاصل واصفرار العينين وشحوب الوجه. ويطلق على الجين المسئول عن تكوين كريات الدم الحمراء السليمة لفظ "الجين السائد"، أما الجين المسئول عن تكوين كريات دم منجلية الشكل وظهور صفة المرض فيطلق عليه لفظ "الجين المتنحي". ويظهر مرض الأنيميا المنجلية إذا اجتمع زوج الجينات المتنحية عند المصاب، أما إذا حمل الشخص الجين المتنحى المسئول عن المرض والجين السائد السليم فانه يعتبر حامل لصفة المرض. ويطلق لفظ "الجينات القاتلة" على زوج الجينات المتنحية النقية التى تؤدى إلى ظهور مرض الأنيميا المنجلية لأنها تؤدى إلى وفاة الشخص المصاب فى السن المتأخرة.

ويتم توريث مرض الأنيميا المنجلية كما يلى:

الجين	النمط الوراثى	النمط المظهرى
R= الجين السليم	RR	فرد عادى سليم (كرات دم حمراء سليمة)
r= الجين المسبب للمرض	Rr	فرد عادى لكنه حامل للمرض
	rr	فرد مريض بالأنيميا المنجلية

rr RR الآباء (أحدهما سليم والآخر مريض)

rr RR الأمشاج (الحيوانات المنوية والبويضات)

الجيل الأول

	R	R
r	Rr	Rr
r	Rr	Rr

الأفراد الناتجة كلها عادية ولكنها حاملة للمرض لأن تركيبها الوراثى (Rr)

Rr Rr الآباء (حاملة المرض)

Rr Rr الأمشاج (الحيوانات المنوية والبويضات)

الجيل الثانى

	r	R
R	Rr	RR
r	rr	Rr

1:3

3 أفراد عادية: 1 فرد مصاب بالمرض

2- مرض الهيموفيليا:

يعرف هذا المرض بسيولة الدم حيث يصاب المريض بهذا المرض بعدم قدرة الدم على التخثر إذا حدث جرح، مما يؤدى إلى استمرار نزف الدم من الجرح الأمر الذى يؤدى إلى الوفاة.

والجين السليم المسئول عن تخثر الدم يوجد على الكروموسوم الجنسى (X^H) ويطلق عليه لفظ "الجين السائد"، أما الجين المرضى المسئول عن عدم قدرة الدم على التخثر فيطلق عليه لفظ "الجين المتنحي" وهو يُحمل أيضاً على الكروموسوم الجنسى (X^h). وينتج مرض الهيموفيليا عندما يوجد الجين المسئول عن المرض فى صورة نقية فى الإناث ($X^h X^h$)، أو فى الذكور ($X^h Y$). ويكثر ظهور مرض الهيموفيليا بين الذكور ويقل فى الإناث، لأنه نادراً ما يجتمع زوج الجينات المتنحية عند الإناث، ولكن الإناث لهن دور كبير فى نقل جينات المرض للذكور. ويتم توريث مرض الهيموفيليا كما يلى:-

الجين	**النمط الوراثي**	**النمط المظهري**
H= الجين السليم	HY	ذكر سليم (XY)
h= الجين المسبب للمرض	hy	ذكر مصاب (XY)
	HH	أنثى سليمة (XX)
	[illegible]	أنثى عادية ولكن حاملة للمرض (XX)
	hh	أنثى مصابة (XX)

Hy × HH الآباء (ذكر مصاب وأنثى سليمة)

h y × HH الامشاح (الحيوانات المنوية والبويضات)

	H	H
h	Hh	Hh
Y	HY	HY

h 50% إناث عادية ولكن حاملة للمرض

Y 50% ذكور سليمة

ب ـ الأمراض الوراثية التى تنتج بسبب اختلال "شذوذ" فى عدد الكروموسومات.

1- مرض دوان:

يعرف هذا المرض بمرض "البلاهة المنغولية" وسبب هذا المرض هو زيادة عدد الكروموسومات الجسدية من 46 إلى 47 كروموسوم، والكروموسوم الزائد يكون رقم "21"، أى أن الكروموسوم رقم "21" يكون ممثلاً بثلاثة كروموسومات بدلاً من أثنين وينتج ذلك عن عدم انفصال زوج الكروموسومات الجسدية رقم "21" انفصالاً طبيعياً اثناء مرحلة الانفصال فى الانقسام الاختزالى، أثناء تكون الحيوانات المنوية فى الأب أو البويضات فى الأم. ويحدث هذا الانفصال الشاذ للكروموسومات رقم "21" بنسبة قليلة جداً عند بعض الأمهات خاصة بعد سن 45 سنة.

ويتصف الطفل المصاب بمرض داون بالتخلف العقلى والعضوى، كما يتصف بقصر القامة والسمنة ويكون رأسه كبيراً نسبياً بالنسبة للجسم ووجهة متسعاً دائرياً وجبهته بارزة وأنفه مضغوط وجفون عينيه مدفونة مثل الأشخاص المنغوليين، ومن هنا جاءت تسمية المرض بمرض "البلاهة المنغولية".

2- مرض تيرنر:

سبب هذا المرض هو نقص الكروموسوم الجنسى (X) وهو غالباً يصيب الإناث ولذلك تحتوى خلايا الأنثى المصابة على 45 كروموسوم بدلاً من 46 كروموسوم،

ويكون النقص فى زوج الكروموسومات الجنسية، حيث يوجد كروموسوم جنسى واحد فقط، ويكون الطراز الكروموسومى هو (X+44).

وينتج هذا المرض عندما تتحد بويضة خالية من الكروموسوم الجنسى "X" مع حيوان منوى يحمل الكرموسوم "X" فتنتج بويضة مخصبة "زيجوت" تحمل "XO"، أى كروموسوم جنسى واحد فقط بدلاً من اثنين. والأنثى تكون قصيرة ومتخلفة عقلياً ولا تصل لسن البلوغ ولا تظهر عليها الصفات الأنثوية.

أما إذا حدث واتحدت بويضة لا تحمل الكروموسوم X مع حيوان منوى يحمل الكروموسوم "Y" فإنه ينتج ذكر يحمل كروموسوم "Y" فقط (YO)، هذا الذكر يموت بعد فترة قصيرة من الولادة.

3- مرض كلاينفلتر:

يصيب هذا المرض الذكور فقط، ويرجع سبب هذا المرض إلى زيادة الكروموسوم الجنسى "X"، ويكون عدد الكروموسومات فى خلايا جسمه هو 47 كروموسوم بدلاً من 46 كروموسوم. ويكون الطراز الكروموسومى للمرض هو "XXY + 44". والمصاب بهذا المرض يعانى من التخلف العقلى وعدم النضج الجنسى وصغر الأعضاء التناسلية وعدم ظهور بعض صفات الذكورة وظهور بعض الصفات الأنثوية الثانوية.

الفصل الثانى

الصحة المدرسية

أهمية الصحة المدرسية

تعتبر الرعاية الصحية هى الركيزة الأساسية لبناء أجيال المستقبل لأى مجتمع، ولذلك حرص المشرفون على التعليم على توفير الصحة المدرسية لتكون فى خدمة المجتمع المدرسى من طلاب وأعضاء هيئة التدريس وعاملين. وتقوم الوحدات الصحية المدرسية بتنفيذ العديد من البرامج الصحية. ففى مجال الوقاية، تقوم الوحدات الصحية المدرسية بفحص الطلاب المستجدين حيث تقدم لهم التطعيمات اللازمة ضد الأمراض المعدية، كما تقوم بمراقبة البيئة المدرسية التى تشمل المبانى المدرسية والمرافق الصحية والمقصف، حتى تتأكد من توافر العوامل الصحية السليمة فى البيئة المدرسية. وفى مجال الخدمات العلاجية تقوم الوحدات الصحية المدرسية بعلاج التلاميذ من الأمراض المختلفة وتقدم لهم الدواء اللازم لكل مرض، كما تقوم بتحويل بعض الحالات المرضية التى تحتاج إلى فحوصات كثيرة أو عمليات خاصة إلى المستشفيات لاستكمال بقية مراحل العلاج.

وفى مجال التثقيف الصحى، تساهم الوحدة الصحية المدرسية فى رفع المستوى الصحى للتلاميذ وكذلك بقية أفراد المجتمع عن طريق العديد من الوسائل مثل المحاضرات والندوات وعرض الأفلام العلمية والتدريب على عمليات الإسعافات الأولية.

والمدرس له دور هام فى الصحة المدرسية لأنه يستطيع اكتشاف التلاميذ المرضى الذين يبدو عليهم المرض أثناء طابور الصباح أو داخل الفصل، حيث يقوم بتحويل هؤلاء التلاميذ إلى طبيب المدرسة، أو إلى الوحدة الصحية المدرسية لإعطائهم

العلاج اللازم أو عزلهم بالمنزل أو المستشفى إذا كان بهم أمراض معدية. كما يستطيع المدرس غرس العادات الصحية فى التلاميذ وذلك بتعليمهم طرق النظافة الشخصية، مثل غسل اليدين قبل الأكل وبعده، والعناية بنظافة العينين والفم والأسنان والشعر والأظافر والقدمين، وكذلك يقوم المدرس بتعريف التلاميذ بأهمية المواد الغذائية ودورها فى نمو الجسم ووقايته من الأمراض.

الصحة المدرسية وعلاقتها بالصحة العامة.

المدرسة مؤسسة تعليمية تلعب دوراً هاماً فى تكوين التلاميذ من الناحية التعليمية والثقافية، كما أنها ترعى التلاميذ من الناحية الصحية عن طريق توفير الرعاية الصحية السليمة للتلاميذ وإكسابهم السلوك الصحى السليم، وهذا يؤدى فى النهاية إلى النهوض بمستوى الصحة العامة للمجتمع. وتهتم جميع الدول فى وقتنا الحاضر بالصحة المدرسية وتوفر لها جميع الوسائل التى تساهم فى نجاح أهدافها.

أسباب الاهتمام بالصحة المدرسية:

1- يشكل تلاميذ المراحل الدراسية المختلفة، فى معظم دول العالم، نسبة كبيرة من عدد السكان تتراوح بين 16-18% من مجموع السكان.

2- يتعرض كثير من الأطفال لكثير من المشاكل العائلية والاجتماعية، كما تعتبر فترة الطفولة فترة النمو الجسدى والعاطفى، لذا يجب توفير الرعاية الاجتماعية السليمة لجميع طلاب المدارس.

3- يتعرض الأطفال فى سن الدراسة لكثير من المشاكل الاجتماعية والاقتصادية والصحية والبيئية مما يستلزم توفير الرعاية الصحية التى تقلل من آثار هذه المشاكل.

4- تجمع الأطفال فى المدارس يمكن أن يساعد على انتشار الكثير من الأمراض المعدية، ولذلك يجب على الصحة المدرسية توفير جميع الوسائل اللازمة لمكافحة

هذه الأمراض.

5- فى بعض الأحيان تحدث إصابات لبعض التلاميذ أثناء لعبهم أو أثناء ممارستهم للأنشطة المختلفة بالمدرسة، ولذلك يجب على الصحة المدرسية توفير المواد المختلفة للإسعافات الأولية، التى تساهم فى التقليل من مضاعفات هذه الإصابات.

6- تمتع التلاميذ بالصحة الجيدة يكسبهم نشاطاً وحيوية تساعدهم على الانتباه والتقدم الدراسى.

7- يكتسب التلاميذ من البيئة الصحية السليمة فى المدرسة السلوك الصحى السليم. ومن الإمكانيات الصحية اللازمة للمدرسة: توفير مصدر ماء نقى ودائم، وجود المرافق الصحية، التخلص الصحى للنفايات والفضلات الضارة، توافر الفصول الدراسية المناسبة لعدد التلاميذ وكذلك الملاعب ووسائل الإسعافات الأولية.

أهداف برامج الصحة المدرسية:

الاهتمام بالصحة المدرسية يحقق للمجتمع الأهداف التالية:ـ

1- خلق البيئة المدرسية الصحية التى تساعد على النمو البدنى والعقلى والاجتماعى للتلاميذ، وذلك عن طريق توفير مصدر ماء نقى للشرب والتخلص من الفضلات والنفايات بطريقة صحية وتوفر المواد اللازمة للإسعافات الأولية.

2- رفع مستوى التثقيف الصحى للتلاميذ وتعويدهم على السلوك الصحى السليم.

3- تقديم المساعدة الصحية وتوفير الظروف الملائمة للأطفال المعاقين وذوى العاهات حتى يستفيدوا من البرامج المدرسية المختلفة.

4- عمل فحوص طبية فى بداية العام الدراسى لجميع تلاميذ المدرسة، وذلك للتعرف على حالتهم الصحية، ويتبع ذلك أجراء فحوص طبية دورية.

5- عمل سجل طبى يدون به التاريخ الطبى للتلاميذ.

مجالات الصحة المدرسية:

أ ـ مجال الخدمات الصحية:

تقدم الصحة المدرسية الرعاية الطبية للتلاميذ والمدرسين والعاملين بالمدرسة، وتوفر العلاج المطلوب لكل حالة كما تعمل على اكتشاف أى مرض أو وباء يظهر بين التلاميذ، وتسارع إلى عزل الحالات المصابة وعلاجها أو تحويلها إلى المستشفى، كما تعمل على توفير الأدوية والأدوات اللازمة للإسعاف السريع فى حالات الطوارئ.

ب ـ مجال خدمة البيئة المدرسية:

1- الاهتمام بصيانة ونظافة المبنى المدرسى والحجرات الدراسية وكذلك فناء المدرسة.

2- صيانة ودهان الأثاث المدرسى وتجديده كلما أمكن.

3- الصيانة الدائمة لدورات المياه وصنابير المياه التى يشرب منها التلاميذ.

4- توفير الغذاء المناسب للتلاميذ فى المقصف أو المطعم، والإشراف التام على المقصف وخاصة النظافة.

5- العمل على حماية البيئة المدرسية من التلوث، والتأكد من سلامة التخلص من القمامة والنفايات والفضلات المختلفة.

ج ـ مجال التثقيف الصحى:

1- تقوم الصحة المدرسية بتقديم المعلومات والبيانات التى ترتبط بالأمراض التى تصيب الإنسان.

2- تهتم الصحة المدرسية بنشر الوعى الصحى الخاص بأنواع الغذاء والطرق الصحية لتناوله وتجنب الأمراض التى تنتج عن التغذية غير السليمة، أو الأمراض التى تنتقل عن طريق الغذاء الملوث.

3- تقوم الصحة المدرسية على تشجيع التلاميذ على التخلص من العادات التى تضر بصحة الفرد وصحة الآخرين.

4- تساهم الصحة المدرسية بنشر المعلومات الخاصة بالصحة بواسطة ما يلى:

الإذاعة المدرسية ـ مجلات الحائط ـ لوحات الإيضاح ـ النشرات الصغيرة ـ المحاضرات ـ الندوات ـ المحادثات الشخصية.

خدمات الصحة المدرسية:

تقدم الصحة المدرسية العديد من الخدمات الصحية، وهى كما يلى:

1- تقويم صحة التلاميذ:

يقصد بعملية التقويم قياس مستوى صحة التلاميذ ومعدلات نموهم الجسدى والعقلى ومعرفة الأمراض التى أصيبوا بها وكذلك المشاكل الصحية التى يعانون منها.

وتتم عملية التقويم الصحى بالطرق الآتية:

أ ـ الفحص الطبى الشامل لكل تلميذ فى بداية كل مرحلة تعليمية. ويشمل: فحص الأسنان واللثة، وفحص العينين والأنف، والأذن والحنجرة وفحص القلب والبطن وتحليل البول والبراز والدم ومعرفة فصيلة الدم وعامل ريسس.

وهذا الفحص الطبى الشامل يساعد على معرفة الحالة الصحية للتلاميذ، كما يساعد على اكتشاف الأمراض والمشاكل الصحية.

ب ـ معرفة التاريخ الصحى للتلاميذ وذلك من خلال تدوين الحالة الصحية لكل تلميذ فى سجل طبى، كما يدون به التطعيمات التى حصل عليها.

ج ـ الملاحظات اليومية: يتم تدوين أى تغير يطرأ على أى تلميذ فى السجل الطبى الخاص به، ويتم ذلك يومياً.

د ـ الفحص الدورى للبول والبراز يساعد على اكتشاف الأمراض المعدية وغير

المعدية عند التلاميذ.

2- متابعة صحة التلاميذ:

وتتم هذه المتابعة كما يلى:-

أ ـ تقديم الرعاية الطبية والخدمات العلاجية للتلاميذ.

ب ـ عمل بطاقة صحية لكل تلميذ تنتقل مع ملفه لكل مدرسة ينتقل إليها.

ج ـ مناقشة الحالة الصحية لكل تلميذ مع ولى أمره.

3- الوقاية من الأمراض المعدية ومكافحتها:

ويتم ذلك كما يلى:-

أ ـ توفير البيئة الصحية السليمة للتلاميذ.

ب ـ تطعيم التلاميذ ضد الأمراض المعدية.

ج ـ عزل التلاميذ المرضى عن بقية التلاميذ الأصحاء لمنع انتشار العدوى.

د ـ الاهتمام بعملية تطهير وتنظيف المراحيض باستمرار.

4- الرعاية الصحية فى حالة الطوارئ:

فى حالة الإصابات الطارئة لأى تلميذ، يتم نقله فوراً إلى اقرب مستشفى وكذلك إبلاغ ولى أمره.

5- الرعاية الصحية لهيئة التدريس والعاملين بالمدرسة.

الفصل الثالث

البيئة المدرسية

البيئة المدرسية هى المحيط أو المكان الذى يعيش فيه التلاميذ وهى تتمثل بعدة عوامل اجتماعية وثقافية وجغرافية وطبيعية. ويمكن تقسيم البيئة المدرسية إلى قسمين:ـ

أ ـ البيئة الكبرى:

هى المجتمع الكبير الذى يعيش فيه التلاميذ وتشمل البيئة الكبرى عوامل المناخ من ارتفاع وانخفاض درجة الحرارة ومعدل هطول الأمطار أو الجفاف والرياح، وكذلك المستوى الاقتصادى للمجتمع والعادات والتقاليد. كل هذه العوامل يمكن أن تؤثر بصورة مباشرة أو غير مباشرة على صحة التلاميذ وكذلك كل أفراد المجتمع.

ب ـ البيئة الصغرى:

هى البيت والمدرسة، ولهذه البيئة دور كبير فى نمو الطفل وفى المحافظة على صحته وكذلك زيادة ثقافته. فالأسرة لها دور كبير فى تكوين الطفل بدنياً ونفسياً وعقلياً. والبيت "المنزل" الذى يعيش فيه الطفل له تأثير كبير على صحته، فالبيت يجب أن تتوافر فيه قواعد الصحة العامة كالنظافة وتوفير التهوية والإضاءة والماء النقى والحمام الصحى والوقاية ضد الحشرات. ويجب أن يكون المنزل مزوداً بالماء الصالح للشرب ومتصل بمجارى الصرف الصحى، وذلك لتصريف المياه العادمة والفضلات بطريقة صحية. كل هذه العوامل تجعل البيت نموذجاً رائعاً لنشأة الطفل نشأة صحية سليمة.

أما المدرسة فهى بيئة كاملة يعيش فيها التلاميذ طوال اليوم الدراسى ولذلك للمدرسة تأثير كبير على التلاميذ. وبيئة المدرسة تشمل عوامل طبيعية وبيولوجية

واجتماعية. العوامل الطبيعية للبيئة المدرسية تشمل المبنى المدرسى والحجرات الدراسية والأثاث المدرسى والمرافق الصحية. أما العوامل البيولوجية للبيئة المدرسة فتشمل الكائنات الحية الدقيقة التى يمكن أن تنتشر فى البيئة المدرسية مثل الفيروسات والبكتريا والفطريات. هذه الكائنات الدقيقة يمكن أن تصيب التلاميذ بالأمراض المختلفة أو تسبب تلوث الطعام الذى يتناوله التلاميذ فى المدرسة. وتعنى العوامل الاجتماعية للبيئة المدرسية العلاقة بين التلاميذ والمدرسين والعاملين بالمدرسة وكذلك علاقة كل تلميذ مع بقية زملائه.

ويجب أن تتوافر فى المدرسة الشروط السابق ذكرها فى المنزل، هذا بالإضافة إلى أن المدرس فى المدرسة يقوم بدور هام فى مجال الرعاية الصحية الأولية والتثقيف الصحى. فالأطفال فى حاجة إلى اكتساب المعرفة التى تحسن من صحتهم وتحميهم من الأمراض الشائعة فى المجتمع وذلك عن طريق دروس العلوم وربطها بالصحة العامة. كما يوضح المدرس للتلاميذ بعض العادات الصحية السليمة الخاصة بالنظافة الشخصية مثل نظافة الفم والأسنان بعد كل وجبة من وجبات الطعام، كما يقوم المدرس بحث التلاميذ على عدم الإكثار من تناول الحلوى التى تسبب تسوس الأسنان، وكذلك العناية بنظافة الجلد والعيون ونظافة الأيدى والأظافر والقدمين وعدم السير بدون حذاء ومراعاة الإضاءة الجيدة والجلوس جلسة مناسبة أثناء المذاكرة. كما يوضح المدرس للتلاميذ العادات الصحية المتعلقة بالغذاء والنمو وأنواع المواد الغذائية والغذاء الصحى السليم وكذلك أمراض سوء التغذية.

المبنى المدرسى:

للمبنى المدرسى تأثير على المستوى الصحى للتلاميذ وكذلك على نجاح أداء العملية التعليمية، وهناك شروط يجب توافرها عند بناء المدرسة، نذكر منها ما يلى:

1- يجب أن يكون موقع المدرسة فى منطقة يسهل الوصول إليها، وأن تكون أيضا قريبة من مرافق الخدمات العامة مثل الكهرباء والمياه ومجارى الصرف الصحى.

2- يجب أن يكون موقع المدرسة بعيداً عن مصادر الضوضاء والتلوث كالمناطق الصناعية وغيرها.. وكذلك أماكن تخزين المواد الخطيرة ومناطق التخلص من النفايات والقمامة.

3- يجب أن يكون موقع المدرسة فى منطقة جيدة التهوية.

4- بالنسبة لمساحة مبنى المدرسة، يجب أن تتوافر المساحة الأرضية المناسبة لكل تلميذ بحيث تتراوح بين 10-15 متراً مربعاً لكل تلميذ، وتشمل هذه المساحة المبانى والملاعب والحدائق.

5- بالنسبة لمبانى المدرسة، يجب أن تكون على هيئة قطاعات فى خطوط مستقيمة بينها زوايا قائمة على شكل حرف "E" أو "L"، والفصول متتالية فى خط مستقيم يقابلها ممر يطل على الفضاء.

الحجرات الدراسية:

يقضى التلاميذ وقتاً كبيراً فى حجرات الدراسة يومياً، لذا يجب أن تتوفر الشروط الصحية التالية فى الحجرات الدراسية:

1- يجب أن تكون الحجرة الدراسية مستطيلة لها أبعاد مناسبة: طولها ثمانية أمتار وعرضها ستة أمتار وارتفاعها أربعة أمتارحتى تسهل عملية السمع والرؤية للتلاميذ.

2- يجب توفير التهوية الجيدة للحجرات الدراسية، إما أن تكون تهوية طبيعية بواسطة النوافذ أو تهوية صناعية بواسطة المراوح والمكيفات. ونوافذ الحجرات الدراسية يجب أن تكون متقابلة وتكون حوافها السفلية مرتفعة قليلاً عن مستوى المقاعد، وحوافها العلوية تكون قريبة من السقف، وهذا يساعد على تقليل خطر التيارات الهوائية على التلاميذ ويسمح بخروج الهواء الساخن الناشئ عن التنفس.

3- يجب توفر إضاءه جيدة للحجرات الدراسيه وذلك إما باستخدام الإضاءه الطبيعيه او الصناعية. فى حالة الإضاءة الطبيعية بواسطة النوافذ يجب أن تشغل

النوافذ مساحة تتراوح بين ربع وسدس مساحة أرضية الحجرة لتوفير الإضاءة الطبيعية الكافية، كما يجب ألا تكون هناك نوافذ أمام أو خلف التلاميذ ويجب أن يكون زجاج النوافذ لونه أبيض وشفاف. وعند استخدام الإضاءة الصناعية، يجب أن توزع المصابيح بطريقة تمنع تكون الظلال فى الحجرة الدراسية.

الأثاث المدرسى:

يشمل الأثاث المدرسى السبورة والمقاعد والأدراج.

أ ـ السبورة:

1- يجب أن يكون لون السبورة أسود أو أخضر داكن لسهولة الرؤية الجيدة.

2- توضع السبورة فى منتصف الجدار المواجه للتلاميذ وعلى ارتفاع مناسب.

3- ألا تقل المسافة بين الصف الأول من مقاعد التلاميذ والسبورة عن متر ونصف وألا يبعد الصف الأخير من مقاعد التلاميذ عن السبورة بأكثر من سبعة أمتار.

4- فى حالة استخدام الطباشير، يجب اختيار الأنواع الجيدة التى لا ينتج عن استعمالها غبار كثير، كما يجب تزويد السبورة بمجرى أسفلها يوضع عليه الطباشير والمسَّاحة ويسقط عليه ذرات الطباشير الناتجة من الكتابة أو عند مسح السبورة.

ب ـ المقاعد والأدراج:

1- يجب أن تكون المقاعد منفصلة عن الأدراج لإتاحة حرية الحركة للتلاميذ.

2- يجب أن تكون المقاعد والأدراج ملائمة للتكوين البدنى للأطفال.

3- عند جلوس التلاميذ فى الحجرة الدراسية، يجب أن تعطى الأولوية فى الصفوف الأولى للتلاميذ قصار القامة وضعاف البصر والسمع.

4- يراعى فى وضع جلوس التلميذ أن يسقط معظم الضوء على يساره.

5- يجب ترك مسافة بين الصف الأول من الأدراج والسبورة تساوى متراً ونصف، ومسافة بين الصف الأخير من الأدراج والحائط الخلفى تساوى متراً واحداً، كما يجب ترك ممر بين كل صفين من الأدراج عرضه نصف متر.

المرافق الصحية:

تشمل المرافق الصحية: مياه الشرب وأحواض الغسيل ودورات المياه "المراحيض"، وطرق تصريف القمامة. وهذه المرافق الصحية لها شروط ومواصفات يجب مراعاتها، كما يلى:

1- يجب أن تكون مياه الشرب نقيه ونظيفة وخالية من مسببات الأمراض كالبكتريا والطفيليات والفيروسات والفطريات، بالإضافة إلى خلوها من المواد الضارة والسامة، كما يجب مراعاة نسبة الأملاح الذائبة فيها بحيث تكون مطابقة للمواصفات الصحية.

2- يجب الاهتمام بنظافة خزانات مياه الشرب وإحكام إغلاقها وتنظيفها باستمرار.

3- يجب توفير أحواض الغسيل بحيث يتناسب مع عدد التلاميذ، وأن يكون ارتفاعها ملائماً لعمر التلاميذ.

4- يجب أن يكون عدد المراحيض "دورات المياه" مناسباً لعدد التلاميذ كما يجب الاهتمام بنظافة دورات المياه وتطهيرها وتهويتها، وأن تكون إضاءتها جيدة.

5- يجب تصريف المياه العادمة والفضلات والقمامة بطريقة صحية تمنع انتشار الأمراض والعدوى.

المقصف أو المطعم المدرسى.

يقدم المقصف المنظم الوجبات الغذائية أو الأطعمة الخفيفة وكذلك المشروبات للتلاميذ. وهناك مجموعة من الشروط الصحية يجب الالتزام بها عند إعداد هذه الوجبات الغذائية وكذلك الأدوات المستخدمة لإعداد الطعام وكذلك العاملين فى المطعم. ولذا قبل استخدام المطعم المدرسى، يجب مراعاة ما يلى:

1- أن تحتـوي الوجبـات الغذائيـة التى تقـدم للتلاميـذ عـلى البروتيـنات والكربوهيدرات والدهون والفيتامينات والأملاح المعدنية بكميات مناسبة وملائمة لعمر التلاميذ.

2- تنويع الوجبات الغذائية والمشروبات وكذلك يجب أن تكون الأطعمة الجافة الأخرى متنوعة.

3- أن تكون أسعار الأطعمة والوجبات الغذائية مناسبة.

4- يجب الاهتمام بنظافة الطعام والمشروبات التى تقدم للتلاميذ، وكذلك الأدوات المستخدمة فى إعداد الطعام.

5- يجب الاهتمام بالحالة الصحية للعاملين فى المطعم المدرسى، والتأكد دورياً من خلوهم من الأمراض المعدية واهتمامهم بالنظافة الشخصية وإلمامهم بالعادات الصحية السليمة فى إعداد الطعام.

5- فناء المدرسة:

الفناء ضرورى لكل مدرسة حتى يمكن إقامة طابور الصباح، وكذلك إقامة الأنشطة المختلفة للتلاميذ، كما يعتبر مكاناً متسعاً أمام المبنى المدرسى يسمح بالتهوية الكافية والهامة للمدرسة.

ولذلك يجب أن تكون مساحة الفناء مناسبة لمساحة المدرسة وعدد التلاميذ، كما يجب الاهتمام بالنظافة الدائمة للفناء.

6- الملاعب:

لاشك أن وجود ملعب أو أكثر فى أى مدرسة يعتبر أحد المميزات التى تتميز بها هذه المدرسة، لأن الملعب يعطى الفرصة للتلاميذ لمزاولة الأنشطة الرياضية المختلفة، ويمكن أن يصلح كفناء للمدرسة يقام فيه طابور الصباح، وكذلك يجب الحرص على إنشاء ملعب أو أكثر فى كل مدرسة.

وهناك عدة أنواع من الملاعب، ولكل نوع من هذه الملاعب الأسس الصحية الخاصة به، كما يلى:

1- الملاعب الرملية والترابية: وفى هذه الملاعب يتصاعد الغبار والتراب الخفيف الذى يمكن أن يؤدى إلى الإصابة ببعض أمراض الجهاز التنفسى.

2- الملاعب المزروعة بالنجيلة الطبيعية: فى هذه الملاعب يجب الحرص على قص النجيلة بانتظام والاهتمام بها حتى تكون صالحة دائماً للاستعمال.

3- الملاعب المزروعة صناعياً: هذه الملاعب تؤدى إلى حدوث إصابات للاعبين ولذلك تعتبر الملاعب المزروعة بالنجيلة الطبيعية أفضل للتلاميذ حتى يمكن تقليل الإصابات أثناء مزاولة الأنشطة الرياضية المختلفة.

4- الملاعب المغطاة: يجب توفير التهوية لهذه الملاعب، وكذلك توفير الإضاءة اللازمة، ويجب أن يكون عدد الحمامات كافياً، وكذلك أماكن الاغتسال يجب أن تكون نظيفة دائماً، هذا بالإضافة إلى توافر الأبواب الكافية للدخول والخروج.

الفصل الرابع

التلوث وأثاره

على البيئة المدرسية

يعتبر التلوث أحد المشاكل البيئية التى تؤثر على صحة التلاميذ بالمدرسة وكذلك جميع العاملين بالمدرسة، وحتى يمكن حماية البيئة المدرسية من التلوث يجب معرفة أنواع الملوثات المختلفة وما تسببه هذه الملوثات من أضرار على الصحة.

ما هو تلوث البيئة؟

يعرف تلوث البيئة بأنه عبارة عن التغييرات التى تحدث فى جميع مكونات البيئة الحية (مثل النباتات والحيوانات والإنسان)، وغير الحية (مثل الهواء والتربة والأنهار والبحيرات والبحار)، وهذه التغيرات المستحدثة تسبب الإزعاج والضرر للإنسان وكذلك لبقية الكائنات الحية، كما تؤدى إلى الإخلال بالأنظمة البيئية.

وتعرف مسببات التلوث (من ميكروبات أو غازات أو مواد صلبة أو سائلة) بالملوثات التى يمكن أن تسبب الضرر للإنسان أو بقية الكائنات الحية وتسبب الأمراض أو تؤدى إلى الموت.

أقسام تلوث البيئة.

1- تلوث الهواء.

يعتبر الهواء ملوثاً إذا حدث تغيير كبير فى تركيبه الطبيعى، أو إذا اختلطت به بعض [illegible] وتعتمد عليه فى حياتها. والهواء الطبيعى يتركب من مجموعة من العناصر توجد فى الحالة الغازية بنسب محددة وتتذبذب بشكل طبيعى بين أقل مستوى وأعلى مستوى، وهى كما يلى:

الأكسجين (20.93%)، النيتروجين (78.10%)، ثانى أكسيد الكربون (0.03%)، غازات خاملة (أرجون، نيون، كريبتون، زينون، هيليوم، بنسبة 0.94%).

والمواد المُسَببة لتلوث الهواء يُمكن أن تدخل جسم الإنسان عن طريق الجهاز التنفسى فتصل إلى الدم مباشرة، أو قد تدخل الجسم عن طريق الجلد أو عن طريق الجهاز الهضمى مع الأغذية أو المشروبات الملوثة.

ملوثات الهواء.

1- ثانى أكسيد الكربون.

تؤدى الأنشطة البشرية المختلفة إلى زيادة نسبة غاز ثانى أكسيد الكربون فى الجو، ومن هذه الأنشطة حرق الغابات والأعشاب والورق والفحم، كما يتصاعد غاز ثانى أكسيد الكربون نتيجة حرق الوقود فى المصانع ومحطات الوقود والمحركات الداخلية فى وسائل النقل والمواصلات. وزيادة نسبة ثانى أكسيد الكربون فى الغلاف الجوى تؤدى إلى رفع درجة حرارة الغلاف الجوى، وبالتالى ارتفاع حرارة الأرض، وإحداث تغيير للمناخ العالمى، وتسمى هذه الظاهرة بظاهرة "البيت الزجاجي". وهذه الظاهرة يمكن أن تسبب أضرار صحية للإنسان بسبب تأثير ارتفاع الحرارة، كما يمكن أن تؤدى إلى انصهار كميات من الجليد فى القطبين الشمالى والجنوبى مما يسبب ارتفاع منسوب مياه البحار والمحيطات وتغيير نسبة الأملاح المذابة فيها، كما يمكن أن تسبب اختلال فى الأنظمة الإنتاجية الزراعية فى العالم بسبب زيادة كمية الأمطار فى بعض المناطق، فى حين قد تتأثر مناطق أخرى بالجفاف والتصحر. وهذا التنوع فى نظام سقوط الأمطار يمكن أن يؤدى إلى الحد من تنوع إنتاج المحاصيل الزراعية على شكل يؤدى إلى حدوث نقص فى الغذاء أو تفاقم النقص الموجود فى الوقت الحالى.

2- أول أكسيد الكربون.

ينتج غاز أول أكسيد الكربون كنتيجة للاحتراق غير الكامل للمواد العضوية،

أى عند وجود نقص فى الأكسجين أثناء عملية الاحتراق. وغاز أول أكسيد الكربون عديم اللون والرائحة، وسام للإنسان لأن مادة الهيموجلوبين، الموجودة فى الخلايا الدموية الحمراء بدم الإنسان، عندها قابلية شديدة للاتحاد معه، بدرجة أكبر من اتحادها مع الأكسجين، فى الجو الملوث بغاز أول أكسيد الكربون، أو عندما يزيد تركيزه فى الجو المحيط بالإنسان، بسبب دخول كمية كبيرة من هذا الغاز السام بالجسم، حيث يتحد مع هيموجلوبين الدم، وتكون النتيجة تقليل كفاءة الدم فى نقل الأكسجين اللازم لخلايا الجسم مما يسبب أضرار وظيفية لأجهزة وأعضاء جسم الإنسان، وفى الحالات الشديدة يمكن أن تؤدى الزيادة الكبيرة فى غاز أول أكسيد الكربون التى تدخل جسم الإنسان إلى الاختناق والوفاة.

والمصدر الأساسى لغاز أول أكسيد الكربون هو العادم المنطلق من السيارات ووسائل النقل الأخرى، وكذلك نواتج احتراق الوقود أو الفحم فى المصانع.

3- أكاسيد النيتروجين.

تتكون مركبات نيتروجينية غازية عند اتحاد غاز النيتروجين والأكسجين فى درجات حرارة عالية، كما هو الحال عند احتراق البنزين والسولار فى وسائل النقل المختلفة، وأهم هذه المركبات غاز أول أكسيد النيتروجين وثانى أكسيد النيتروجين. وهذه الغازات سامة لأنها تُكَوِّن حامض النيتريك فى الرئتين الذى يسبب التهابات خطيرة، كما يتأثر الأطفال بدرجة كبيرة بهذه الأكاسيد.

وتعد أكاسيد النيتروجين من الملوثات التى تسبب تساقط الأمطار الحمضية فى المدن الصناعية الكبرى فى أوربا وكندا والولايات المتحدة الأمريكية.

ويمكن أن تتفاعل أكاسيد النيتروجين فى الهواء مع المركبات الهيدروكربونية والأكسجين أثناء فترات سطوع الشمس (وخاصة فى فصل الصيف)، وتتحول إلى مركبات شديدة الأكسدة من أهمها غاز الأوزون الذى يؤثر على الأغشية المخاطية والعينين والجهاز التنفسى.

ومن أهم مصادر أكاسيد النيتروجين العوادم المنطلقة من السيارات ووسائل النقل المختلفة وكذلك مصانع حامض النيتريك ومحطات توليد الطاقة الكهربائية التى تستخدم الفحم كوقود.

4- غاز ثانى أكسيد الكبريت.

ينتج غاز ثانى أكسيد الكبريت عند احتراق أغلب أنواع الوقود وذلك لأنها تحتوى على مركبات الكبريت، كما ينتج هذا الغاز كناتج ثانوى فى بعض الصناعات التى تتعلق باستخلاص بعض الفلزات من خاماتها، مثل استخلاص النحاس من كبريتيد النحاس. كما تعتبر البراكين من المصادر الطبيعية التى تساهم فى إطلاق غاز ثانى أكسيد الكبريت فى الهواء.

والأضرار التى يسببها ثانى أكسيد الكبريت هى كما يلى:

1- يعتبر أحد العناصر التى تسبب الأمطار الحمضية.

2- يتحد غاز ثانى أكسيد الكبريت مع الأكسجين الموجود فى الهواء الجوى فيتكون غاز آخر يسمى ثالث أكسيد الكبريت الذى يذوب فى بخار الماء الموجود فى الجو، فيتكون حمض قوى يسمى حمض الكبريتيك الذى ينتشر فى الهواء على هيئة رذاذ دقيق، يلوث الهواء، ثم يتساقط على سطح الأرض ويلوث مياه الأنهار والبحار والبحيرات.

3- يؤدى إلى تآكل جدران المبانى والتماثيل وصدأ المعادن عندما تزيد نسبته فى الجو وذلك بسبب تكون ثالث أكسيد الكبريت وحامض الكبريتيك.

4- يتسبب فى حدوث ضباب دخانى ضار يصيب الإنسان بأمراض الجهاز التنفسى.

5- تلوث الهواء بعادم السيارات.

تعتبر الغازات المنطلقة من عادم السيارات والشاحنات العامل الرئيسى فى تلوث هواء المدن. وهذه الغازات تتكون من ثانى أكسيد الكربون وبخار الماء وبعض

الجزئيات العضوية التى لم تتأكسد الأكسدة التامة، بالإضافة إلى قدر صغير من غاز أول أكسيد الكربون وبعض أكاسيد النيتروجين وكذلك الرصاص. وعندما يتعرض هذا الخليط الغازى لأشعة الشمس يتكون الضباب الدخانى، الذى يبقى معلقاً فى الهواء ويغلف جو المدينة تماماً، وهو ضار للإنسان لأنه يسبب احتقان الأغشية المخاطية للجهاز التنفسى ويسبب السعال والتهاب العينين.

أما الرصاص المتصاعد من عادم السيارات فإنه يلوث غذاء الإنسان والمنازل والحدائق والأنهار والتربة الزراعية.

ويمكن أن يتراكم الرصاص فى جسم الإنسان، خاصة عن طريق الغذاء، وهذا يؤدى إلى بعض الأمراض الناتجة عن التلوث بالرصاص منها التخلف العقلى عند الأطفال بسبب تراكم الرصاص فى المخ ونقص وظائف الكليتين عند الكبار كنتيجة إلى تراكم الرصاص فى الكليتين.

6- تلوث الهواء بالشوائب.

يحدث هذا النوع من التلوث فى المناطق القريبة من المصانع، حيث تتصاعد الأبخرة والمواد العالقة من هذه المصانع. وهذه الأبخرة يمكن أن تحتوى على مركبات سمية مثل مركبات الزرنيخ والفوسفور والكبريت والزئبق والرصاص والكادميوم. وقد تبقى جزئيات هذه المركبات عالقة فى الهواء، حيث تحملها التيارات الهوائية إلى الأماكن المجاورة.

وهناك أيضاً عوامل طبيعية تسبب تكوين الشوائب التى تتعلق بالهواء مثل العواصف الترابية أو الرملية التى تهب فى بعض المناطق من وقت إلى آخر، وكذلك البراكين التى تساعد على انتشار كميات هائلة من الحديد والألومنيوم والزئبق والبوتاسيوم فى الهواء.

7- تلوث الهواء بمركبات الكلوروفلوروكربون.

هذه المركبات تحتوى على ذرات الكلور والفلور، وهى مواد تستعمل فى عبوات الإيروسول، كما تنتج عند حرق النفايات المنزلية. وزيادة تركيز هذه المركبات فى الجو يؤدى إلى صعودها إلى طبقات الجو العليا حيث تتحلل بفعل الأشعة فوق البنفسجية للشمس، وينتج عن ذلك ذرات نشطة من الكلور تساهم فى تدمير طبقة الأوزون التى تحمى سطح الأرض من الأشعة فوق البنفسجية الضارة للنباتات والحيوانات وكذلك الإنسان.

2- تلوث الماء.

الماء ضرورى للحياة، ولا يمكن أن تستغنى الكائنات الحية عن الماء وتعيش بدون الماء، ولذلك يجب أن يكون الماء خالياً من أى تلوث. ويعتبر الماء ملوثاً إذا حدث أى تغيير فى مكوناته الكيميائية والفيزيائية وكذلك لونه أو رائحته أو اختلطت به أى مادة غريبة تغير من طعمه.

أ ـ تلوث مياه الأنهار والبحيرات.

توجد عدة مصادر تسبب تلوث مياه الأنهار والبحيرات نذكر منها ما يلى:

1- مياه الصرف والقاذورات والفضلات من المنازل والعوامات والمراكب.

2- فضلات المصانع سواء السائلة أو الصلبة، هذه الفضلات يمكن أن تكون سامة مثل مركبات الرصاص والكادميوم والزرنيخ والزئبق والكوبالت والألومنيوم.

3- الفضلات السائلة للأرضى الزراعية التى تنتج بسبب رش المبيدات والمخصبات الزراعية.

4- غسيل الأوانى والملابس، والتبول، وغسل الحيوانات، وإلقاء جثث الحيوانات النافقة فى الترع والأنهار.

5- تلوث مياه الخزانات المستخدمة فى الشرب، لأن هذه الخزانات يمكن أن تصبح بيئة نشيطة للجراثيم المختلفة عند تركها فترة طويلة بدون غسيل أو تنظيف،

ومع الوقت يتراكم بها كل ما يوجد بالهواء الجوى من غبار وأتربة ومواد عالقة وملوثات، لذا يجب غسل وتنظيف خزانات المياه، على فترات قصيرة وتطهيرها بمحلول الكلور المخفف حتى يمكن أن نمنع تكاثر البكتريا والفطريات. كما ينصح باستعمال فلتر مياه فى المنازل حتى يمكن التخلص من أى مواد قد تكون عالقة فى الماء.

ب ـ تلوث مياه البحار والمحيطات.

يحدث تلوث لمياه البحار والمحيطات كنتيجة لما يلى:

1- إلقاء مجارى الصرف الصحى الناتجة من المدن الساحلية فى البحار أو المحيطات القريبة من هذه المدن.

2- إلقاء الصرف أو الفضلات التى تنتج من أعمال الاستكشاف والتنقيب فى البحر أو المحيط.

3- إلقاء نواتج الصرف والفضلات الناتجة من بواخر الركاب وبواخر نقل البترول فى البحار والمحيطات.

4- إلقاء نفايات حرق المصانع وكذلك بقايا المبيدات الحشرية ومخلفات المزارع فى مياه البحار أو المحيطات.

5- تسرب زيت البترول من سفن نقل البترول، وكذلك حوادث هذه السفن فى البحار والمحيطات.

6- بالإضافة إلى حوادث سفن الركاب المختلفة وما ينتج عنها من تلوث لمياه البحار أو المحيطات.

3- تلوث التربة.

تلوث التربة هو حدوث أى تغيير كيميائى أو فيزيائى على التربة وكذلك دخول

أى مواد سامة وضارة بالتربة. ويحدث تلوث للتربة، كما يلى:

أ ـ التلوث الناجم عن طمر المخلفات والنفايات، خاصة النفايات الصناعية والهيدروكربونية والإشعاعية، وهذا يؤدى إلى استنزاف صلاحية التربة بالإضافة إلى ما يحدث من تغييرات فى هذه النفايات تضر الأحياء بعد فترات طويلة من طمرها.

ب ـ تلوث التربة بسبب الحرائق الطبيعية أو الحرائق المتعمدة للغابات أو الحدائق. هذه الحرائق يمكن أن تؤدى إلى غلق مسامات سطح التربة ومنع تهوية التربة والقضاء على الغطاء النباتى والمحتوى الميكروبى الهام للتربة وانقراض نباتات وحيوانات تعيش فى هذه الغابات أو الحدائق المحترقة.

ج ـ تلوث التربة بسبب إلقاء المواد المشعة أو إلقاء القنابل الذرية والنووية أو التجارب الإشعاعية.

د ـ تلوث التربة بسبب التسميد الكيماوى المتكرر الذى يؤدى إلى زيادة الأملاح بشكل عام خاصة الأملاح المرافقة للفوسفات والنيتروجين مثل الصوديوم والبوتاسيوم والكالسيوم والكلور، وقد يقلل ذلك من صلاحية التربة للاستعمال والزراعة.

هـ ـ تلوث التربة بالمبيدات: تعتبر المبيدات مواد كيمائية تستخدم فى مجالات الزراعة والصحة العامة للقضاء على الحشرات والحشائش الضارة والطفيليات التى تهدد صحة الإنسان وتنقل له الأمراض.

وتوجد أنواع مختلفة من المبيدات، نذكر منها ما يلى:

1- مبيدات قاتلة للبرمائيات والزواحف والطيور التى تهدد المحاصيل الزراعية.

2- مبيدات مضادة للفطريات والحشائش الضارة للنبات.

3- سموم قاتلة للحيوانات اللافقارية والحشرات والقواقع والديدان والقوارض.

4- منظمات النمو للنبات.

والمبيدات تسبب عدة أمراض للإنسان، مثل:

1- التهاب الأعصاب الطرفية واضطراب وظائف المخ.

2- إصابة الجهاز التنفسى بالحساسية.

3- إصابة شرايين القلب وبعض شرايين الجسم بالتصلب.

4- الإصابة بالأمراض الجلدية وتضخم الكبد.

الفصل الخامس

التغذية والمواد الغذائية

التغذية هى العلم الذى يهتم بدراسة كل العمليات الحيوية التى تحدث للغذاء بعد تناوله ثم هضمه وامتصاصه وكذلك إخراج الفضلات الناتجة بعد هضم الطعام.

كما تعنى التغذية أيضاً الاهتمام بطرق الطهى والتقديم وبالكميات التى تفى الاحتياجات المطلوبة لأى شخص خلال مراحل حياته المختلفة. كما يهتم علم التغذية بالتعرف على المواد الغذائية التى يحتاجها جسم الإنسان وكذلك إتباع العادات الغذائية السليمة حتى يمكن الاستفادة من الغذاء وتجنب العادات السيئة التى ترتبط بتناول الغذاء والتى يمكن أن تسبب بعض الأمراض.

وتعتبر التغذية من أهم موضوعات التثقيف الصحى لطلبة المدارس لعلاقتها الوثيقة بالنمو والوقاية من الأمراض، حيث تؤدى التغذية غير السليمة إلى تعرض الجسم إلى أمراض سوء التغذية. ولذلك، فمن المهم تعريف التلاميذ بأهمية التغذية الجيدة، وأنواع المواد الغذائية للجسم وكذلك مواصفات الغذاء السليم والأمراض التى تنتج عن سوء التغذية.

وظائف الغذاء وأهميته لجسم الإنسان:

1- بناء المادة الحية اللازمة لبناء ونمو الجسم وتكوين خلايا جديدة وتعويض الخلايا والأنسجة التالفة.

2- إمداد الجسم بالطاقة اللازمة لتأدية الوظائف الحيوية والأنشطة المختلفة بالجسم.

3- تكوين العظام والأسنان والغضاريف والشعر

4- يساهم الغذاء فى تكوين الإنزيمات والهرمونات اللازمة للجسم.

5- تنظيم العمليات الحيوية المختلفة بالجسم.

6- وقاية الجسم من الأمراض عن طريق تكوين الأجسام المضادة التى تهاجم الميكروبات والأجسام الغريبة عن الجسم.

مواصفات الغذاء السليم:

الغذاء السليم للإنسان يجب أن يكون متوازناً بحيث يحتوى على جميع العناصر الأساسية اللازمة للنمو وإمداد الجسم بالطاقة، وكذلك المواد اللازمة لوقاية الجسم من الأمراض.

والشروط التالية يجب توافرها فى الغذاء السليم المتوازن:

1- يجب أن يحتوى الغذاء على المواد البروتينية اللازمة لبناء المادة الحية بالجسم وتكوين الخلايا الجديدة وتعويض الخلايا والأنسجة التالفة.

2- يجب أن يحتوى الغذاء على المواد الكربوهيدراتية التى تمد الجسم بالطاقة اللازمة لأجهزة الجسم حتى تؤدى جميع وظائفها الحيوية.

3- يجب أن يحتوى الغذاء على الدهون لأنها من مصادر الطاقة للجسم كما أنها تدخل فى تركيب بعض الهرمونات والتراكيب الخلوية والفيتامينات.

4- يجب أن يحتوى الغذاء على الفيتامينات المختلفة التى تقى الجسم من الأمراض، كما أن لها دور حيوى وأساسى فى عمليات التحول الغذائى بالجسم.

5- يجب أن يحتوى الغذاء على الأملاح المعدنية المختلفة لأنها هامة للجسم ولها وظائف متعددة.

6- يجب أن يحتوى الغذاء على الماء، لأن كل التفاعلات الكيمائية بالجسم تتم فى وسط مائى، كما يدخل الماء فى تركيب كل سوائل الجسم وفى تركيب المادة الحية التى تتكون منها كل خلايا الجسم.

7- يجب أن يحتوى الغذاء على الألياف النباتية التى تتكون من مادة السيلولوز الهامة لوظيفة الأمعاء والتى تقى الجسم من الإمساك.

8- أن يكون الغذاء سهل المضغ والبلع والهضم.

9- الغذاء غير المتوازن الذى لا يحتوى على المواد السابقة بمقادير متوازنة يؤدى إلى أمراض سوء التغذية أو النحافة أو السمنة الزائدة، لذا يجب أن تكون كمية الغذاء مناسبة للعمر وكذلك تحتوى على كل المواد السابقة بكميات متوازنة ومناسبة.

10- يجب غسل الخضروات والفاكهة الطازجة جيداً قبل تناولها، وكذلك قبل طهيها حتى تمنع دخول أى ملوثات أو جراثيم أو طفيليات من الدخول إلى جسم الإنسان.

المواد الغذائية اللازمة لجسم الإنسان

المواد الغذائية التى يحتاجها جسم الإنسان هى المواد الكربوهيدراتية والمواد البروتينية والمواد الدهنية (اللبيدات) والفيتامينات والأملاح المعدنية والماء.

1- المواد الكربوهيدراتية:

الكربوهيدرات "السكريات والنشويات" هى مواد عضوية تتكون من ذرات الكربون والهيدروجين والأكسجين ونسبة الهيدروجين إلى الأكسجين تكون 2 : 1.

المصدر الغذائى للمواد الكربوهيدراتية:

1- المصدر النباتى:

النشا الذى يوجد فى الحبوب النباتية مثل الفول والعدس والفاصوليا والقمح والشعير والأرز والذرة وكذلك درنات البطاطس والبطاطا وكذلك الخضروات والفواكه والمربات والعسل وقصب السكر والبنجر.

2- المصدر الحيوانى:

الجليكوجين الذى يوجد فى الكبد والعضلات وكذلك سكر الحليب.

تقسيم المواد الكربوهيدراتية:

تنقسم المواد الكربوهيدراتية إلى الأقسام الثلاثة التالية:

1- الكربوهيدرات أحادية التسكر:

هى أبسط أنواع الكربوهيدرات التى لا يمكن أن تتحلل إلى أبسط منها وتعرف أيضا بالسكريات الأحادية، ومن أمثلتها سكر رايبوز وسكر "دى أوكسى رايبوز" وهما مكونان أساسيان للأحماض النووية التى توجد فى أنوية الخلايا الحيوانية والنباتية، وسكر جلوكوز "سكر العنب"، وسكر فركتوز "سكر الفاكهة"، وسكر جالاكتوز" سكر الحليب الأحادى" ويعتبر سكر الجلوكوز أهم السكريات الأحادية، وهو يوجد فى الدم وفى أنسجة الجسم ويعتبر المصدر الأساسى للطاقة فى الخلايا.

2- الكربوهيدرات ثنائية التسكر:

وهى السكريات الثنائية التى تنتج عن اتحاد جزيئين من السكريات الأحادية مصحوباً بفقد جزئ ماء ومن أمثلة السكريات الثنائية سكر القصب (السكروز) الذى ينتج عن اتحاد جزئ جلوكوز مع جزئ فركتوز، وسكر الشعير (المالتوز) الذى ينتج عن اتحاد جزئيين من الجلوكوز، وسكر الحليب (اللاكتوز) الذى ينتج عن اتحاد جزئ جلوكوز مع جزئ جالاكتوز.

3- الكربوهيدرات عديدة التسكر:

وهى السكريات المتعددة التى تنتج عن اتحاد جزئيات عديدة من السكريات الأحادية وفقد جزئيات عديدة من الماء، حيث ينتج عن ذلك مركبات معقدة مثل السليولوز الذى يدخل فى بناء جدران الخلايا النباتية، والجليكوجين الذى يوجد فى كبد وعضلات الحيوانات، والنشا الذى يوجد فى النباتات، والكيتين الذى يدخل فى بناء الهيكل الخارجى للمفصليات والحشرات.

أهمية المواد الكربوهيدراتية:

1- تمد الجسم بالطاقة حيث يتأكسد الجلوكوز داخل الخلايا وتنطلق الطاقة (ينطلق من الجرام الواحد من الجلوكوز 4.2 سعر حراري)

2- تختزن السكريات في الكبد والعضلات على هيئة جليكوجين.

3- يمكن أن تتحول السكريات إلى مواد دهنية تختزن في الأنسجة الدهنية.

4- السليولوز النباتي مهم لوظيفة الأمعاء حيث ينظم حركتها ويساعد الجسم على التخلص من الفضلات ويمنع الإصابة بالإمساك.

5- يوجد الجلوكوز في الدم، ويقوم الدم بتوزيعه على جميع أجزاء الجسم.

6- بعض المواد الكربوهيدراتية تدخل في تركيب الأنسجة الضامة والغضاريف وتساعد على توازن الحموضة في الجسم.

المواد الدهنية (اللبيدات)

المواد الدهنية هي مركبات عضوية تتكون من عناصر أساسية ثلاثة هي الكربون والهيدروجين والأكسجين، وتتحد هذه العناصر معاً لتكون ما يسمى بالأحماض الدهنية التي تتحد بدورها مع الكحول لتكون المادة الدهنية. ويتركب جزئ الدهن من ثلاثة جزيئات أحماض دهنية مرتبطة بجزئ واحد من الكحول "مثل الجليسرول". والمواد الدهنية لا تذوب في الماء، لكنها تذوب في المذيبات العضوية مثل البنزين والأسيتون والكحول الإيثيلي، كما أنها تحتوى على نسبة عالية من الروابط الكيميائية "كربون - هيدروجين" أكثر من أي مركبات أخرى، ولهذا فهي تختزن كمية كبيرة من الطاقة.

1- المصدر النباتي: زيت الذرة وزيت الزيتون وزيت نبات دوار الشمس وزيت الفول السوداني.

2- المصدر الحيواني: القشدة والزبد والسمن والشحوم والبيض.

تقسيم المواد الدهنية:

تنقسم المواد الدهنية إلى الأقسام التالية:

أ- المواد الدهنية البسيطة: وهى عبارة عن إسترات الأحماض الدهنية مع كحولات مختلفة، وتشمل:

1- الدهون والزيوت: وهى إسترات أحماض دهنية مع جليسرول.

2- الشموع: وهى إسترات أحماض دهنية مع كحولات غير الجليسرول

ب) المواد الدهنية المركبة:

وهــى عبــارة عن إســترات أحمــاض دهنيــة مع كحــولات ولكنهــا مرتبطة بمجموعات كيميائية مختلفة، مثل:

1- المواد الدهنية الفوسفورية "الفوسفوليبيدات" التى تحتوى على مجموعة فوسفور مثل ليسيثين الذى يوجد فى الزيوت النباتية والكبد وصفار البيض.

والفوسفوليبيدات تعتبر أساسية فى تكوين الأغشية التى تدخل فى بناء الخلايا، وتلعب دوراً هاماً فى نقل الليبيدات عبر الدم.

2- المواد الدهنية السكرية "جليكو ليبيدات" التى تحتوى على مجموعة سكر جالاكتوز وحمض دهنى ومادة سفنجوسين وتوجد الجليكوليبيدات فى المخ والكبد. مثل كيراسين ونرفون.

3- المواد الدهنية التى تحتوى على مجموعة أمين وتسمى ليبوبروتينات أو أمينو لبيدات مثل ثرومبو بلاستين.

ج- المواد الدهنية المشتقة:

وهى المواد الدهنية التى تنتج عن التحليل المائى للمواد الدهنية البسيطة والمركبة مثل الجليســرول والكوليســترول والفيتامينــات القابلــة للذوبان فى الدهون والكاروتين.

أهمية المواد الدهنية لجسم الإنسان:

1- تعتبر الدهون مصدرًا للطاقة (ينتج عن كل جرام من الدهن عند تأكسده 9.3 سعر حرارى).

2- تُكَوِّن الدهون المختزنة طبقة عازلة تحت الجلد تحمى الإنسان من فقدان حرارة الجسم فى الجو البارد.

3- تمثل الدهون معظم المواد المخزونة فى الجسم حيث توجد تحت الجلد وحول القلب والكليتين وفى الكبد وحول الأمعاء.

4- تعتبر الدهون مصدراً هاماً لبعض الفيتامينات مثل فيتامينات أ ، د ، كما أن الدهون تذيب بعض الفيتامينات مثل فيتامينات أ، د، هـ، ك، ومن ثم فهى تساعد على امتصاصها.

5- تدخل الدهون فى تركيب مركبات هرمونية هامة مثل السيترويدات كما تساهم فى بناء الأغشية الخلوية مثل الدهون المفسفرة "فوسفولبييدات".

المواد البروتينية

البروتينات مركبات عضوية تتكون من اربعة عناصر أساسية هى الأكسجين والهيدروجين والكربون والنيتروجين، كما تحتوى بعضها على عناصر أخرى مثل الكبريت أو الفوسفور أو الحديد أو النحاس أو الماغنسيوم أو عناصر أخرى.

ويتركب البروتين من وحدات بنائية تسمى الأحماض الأمينية ترتبط مع بعضها البعض بروابط ببتدية (-CO-NH-) تنشأ من اتحاد مجموعة الأمين NH_2- لحامض أمينى مع مجموعة الكربوكسيل COOH - لحامض أمينى آخر، وينتج عن ذلك فقد جزئ ماء، ويعرف الناتج ببروتين ثنائى الببتيد. وإذا أضيف حامض أمينى ثالث للبروتين ثنائى الببتيد. يتكون بروتين ثلاثى الببتيد. وإذا اتحدت أحماض أمينية عديدة يتكون بروتين عديد الببتيد.

والأحماض الأمينية هى الوحدات الأساسية التركيبية والوظيفية للبروتينات ويصل عدد الأحماض الأمينية فى الطبيعة إلى حوالى عشرون حمض أمينى، تقسم من

حيث أهميتها للجسم إلى قسمين، هما:

1- الأحماض الأمينية الأساسية:

وهى التى لا يستطيع الجسم تكوينها ولا يستطيع البقاء بدونها ولذا لابد من أن يحصل عليها من مصادر غذائية، وهى توجد بنسب عالية فى البروتينات الحيوانية وهذه الأحماض هى: أيزوليوسين – ليوسين – لايسين – ميثيونين – فينيل آلانين – ثريونين – تربتوفان – فالين – هيستيدين.

2- الأحماض الأمينية غير الأساسية:

وهى الأحماض الأمينية التى يستطيع الجسم تكوينها، كما يمكن الحصول عليها أيضاً من مصادر غذائية، وهذه الأحماض هى جليسين – آلانين – سيرين – أسبراجين – حامض جلوتاميك – جلوتامين – ثريونين – حامض أسبارتيك – برولين – سيستين – أرجنين.

مصادر البروتينات:

1- المصدر الحيوانى: اللحوم، الحليب، البيض.

2- المصدر النباتى: الحبوب والبقوليات وفول الصويا.

أنواع البروتينات:

يمكن تقسيم البروتينات إلى الأنواع التالية:

1- البروتينات البسيطة:

وهى التى تعطى عند تحللها أحماض أمينية فقط مثل ألبيومين "زلال البيض"، جلوبيولين (يوجد فى بلازما الدم)، كولاجين يوجد فى الأنسجة الضامة.

2- البروتينات المرتبطة (المقترنة):

وهى تتركب من جزيئات أحماض أمينية مرتبطة بمادة مرافقة ومن أمثلتها: نيوكليوبروتين (DNA, RNA) كازينوجين اللبن (فوسفوبروتين) ، هيموجلوبين

(بروتين يحتوى على عنصر الحديد) - ليبوبروتين (بروتين + دهن) ، هيبارين (بروتين + سكر).

3- البروتينات المشتقة:

وهى البروتينات التى تنتج من عمليات فك الارتباط فى البروتينات المقترنة أو تحلل البروتينات البسيطة أو تغير الطبيعة الأساسية للبروتينات ومن أمثلتها الببتيدات الثنائية والمتعددة والببتونات.

أهمية المواد البروتينية لجسم الإنسان:

1- بناء خلايا وأنسجة الجسم اللازمة للنمو وتعويض التالف منها.

2- تدخل البروتينات فى تكوين الأجسام المضادة والإنزيمات والهرمونات.

3- تقوم بروتينات بلازما الدم بدور هام فى عملية تنظيم المحتوى المائى للجسم.

4- تدخل البروتينات فى تكوين العديد من التراكيب الخلوية مثل أغشية الخلايا والميتوكوندريا والكروموسومات.

5- تدخل البروتينات فى تكوين الإفرازات المخاطية التى تسهل مرور الطعام وتحمى بطانة القناة الهضمية من تأثير الإنزيمات الهاضمة.

6- تتحول البروتينات أحيانًا إلى دهون ومركبات أخرى يمكن أكسدتها لتوليد الطاقة.

7- تدخل البروتينات فى تكوين جزئ الهيموجلوبين وكذلك بروتينات العضلات (أكتين وميوسين).

الفيتامينات

الفتامينات هى مجموعة من المركبات العضوية التى يحتاجها الانسان بكميات قليلة فى غذائه للمحافظة على حالته الصحية ووقايته من بعض الأمراض ذات العلاقة بوجود فيتامينات معينة. والفيتامينات ضرورية للجسم حتى تؤدى أجهزة

الجسم وظائفها الحيوية بصورة طبيعية. والفيتامينات لا تمد الجسم بالطاقة ولا تصنع فى جسم الإنسان، لذا فمن الضرورى وجودها فى غذاء الإنسان.

والفيتامينات ضرورية لكثير من العمليات الحيوية فى الجسم، فهى تدخل فى تركيب بعض المركبات الهامة مثل مرافقات الإنزيمات التى تستخدم كعوامل ناقلة فى تفاعلات التنفس الخلوى، بينما يعمل البعض الآخر على الحفاظ على بعض التراكيب الجسمية مثل الأنسجة الطلائية والغضاريف والأنسجة الضامة والعظم.

ويمكن تقسيم الفيتامينات من حيث ذوبانها إلى مجموعتين كما يلى:

أ- فيتامينات تذوب فى الدهون وهى أ، د، هـ ك.

ب- فيتامينات تذوب فى الماء وهى فيتامين ب المركب وفيتامين ج.

1) فيتامين أ (A) (ريتينول)

مصادر فيتامين أ:

المصدر الأساسى لهذا الفيتامين هو مادة صفراء تسمى كاروتين توجد فى الجزر والمشمش والطماطم والخس والفلفل وصفار البيض وزيت كبد السمك.

وظيفة فيتامين أ:

المصدر الأساسى لهذا الفيتامين هو مادة صفراء تسمى كاروتين توجد فى الجزر والمشمش والطماطم والخس والفلفل وصفار البيض وزيت كبد السمك.

وظيفة فيتامين أ:

1- يُكوِّن فيتامين "أ" مادة الرودبسين أو الأرجوان البصرى التى يلزم توفرها حتى نتمكن من الرؤية الجيدة فى الضوء الضعيف.

2- يحافظ فيتامين "أ" على حيوية الجلد ويمنع جفاف الأغشية المخاطية التى تبطن قرنية العين والأنف والحلق، ويحافظ على سلامة النسيج الطلائى الذى يبطن

جهاز الهضم وجهاز التنفس.

3- فيتامين "أ" ضرورى للنمو الطبيعى للجسم.

نقص فيتامين (أ)

يؤدى نقص فيتامين "أ" فى الجسم إلى ضعف الرؤية فى الضوء الضعيف أو ما يسمى بالعشى الليلى، كما يؤدى نقصه إلى جفاف الجلد وقرنية العين وبعض الإضطرابات العصبية.

فيتامين (د) (**D**) كولكالسيفرول:

مصادر فيتامين "د":

الكبد - زيت السمك - صفار البيض - الحليب - الزبد - السمن، وهو يتولد فى الجسم نتيجة تأثير ضوء الشمس (الأشعة فوق البنفسيجية) على الجلد.

وظيفة فيتامين "د":

يسهل امتصاص الكالسيوم والفوسفور من الأمعاء وينظم معدلاتها فى الجسم، كما أنه ضرورى للنمو الطبيعى للعظام والأسنان.

نقص فيتامين "د":

يؤدى نقص فيتامين "د" إلى الكساح عند الأطفال ولين العظام عند الكبار.

فيتامين (هـ) (**E**) (توكوفيرول)

مصادر فيتامين "هـ":

الزيوت النباتية - الكبد - السمك - أوراق النباتات الخضراء - الخس - التفاح - البطاطس - الطماطم - الحليب - صفار البيض.

وظيفة فيتامين "هـ":

يمنع تأكسد الأحماض الدهنية غير المشبعة التى تدخل فى تركيب بعض الفيتامينات وبعض الهرمونات الجنسية والأغشية الخلوية وكذلك يمنع تحلل خلايا الدم الحمراء خاصة عند الصغار.

نقص فيتامين "هـ":

يؤدى إلى الإجهاض عند الإناث، أما فى الذكور فيؤدى نقصه إلى تآكل الطبقة الطلائية للخصيتين، كما يستعمل فيتامين "هـ" لعلاج بعض حالات العقم عند النساء.

فيتامين "ك" (K) "نافثاكينون"

مصادر فيتامين ك (K):

الخضروات الخضراء – السبانخ – الكرنب – الفول – الطماطم – الكبد – صفار البيض.

وظيفة فيتامين "ك" (K):

تكوين مادة بروثرومبين فى خلايا الكبد اللازمة لتجلط الدم.

نقص فيتامين "ك" (K):

يؤدى إلى تعرض الجسم لخطر النزف ويصعب تخثر الدم وحدوث الجلطة الدموية، وقد يحدث نتيجة لذلك نزف تحت الجلد وداخل العضلات.

فيتامين ب 1 (B1) (ثيامين)

مصادر فيتامين ب 1

الخبز الأسمر الذى يحتوى على النخالة – الحمص – الخميرة – اللحوم – الحبوب – الكبد – السبانخ – صفار البيض – الخضروات الخضراء.

وظيفة فيتامين ب 1:

يعمل كمرافق إنزيم ضرورى لعمليات أيض الأحماض الأمينية والكربوهيدرات كما أنه مهم لسلامة الجهاز العصبى.

نقص فيتامين ب1:

يؤدى إلى نقص النمو عند الأطفال، كما يؤدى نقصه إلى اضطرابات فى المخ وضعف فى عضلة القلب ومرض البرى برى الذى يتمثل فى انخفاض وزن المصاب وفقدان الشهية للطعام وضعف والتهاب المفاصل وخلل وظيفى فى الأعصاب.

فيتامين ب 2 (**B2**) (ريبوفلافين)

مصادر فيتامين ب 2:

الخميرة - الكبد - البيض - الحبوب - الخضروات الخضراء - اللحوم.

وظيفة فيتامين ب 2:

يدخل فى بناء مرافقات أنزيمات ضرورية لعملية التنفس الخلوى، كما أنه هام للنمو الطبيعى للجسم.

نقص فيتامين ب 2:

يؤدى إلى خلل فى عمليات الأكسدة والاختزال فى الخلايا وسقوط الشعر والتهابات الجلد والأغشية المخاطية للتجويف الفمى والشفتين وتشقق الجلد خصوصاً على جانبى الفم واللسان.

[illegible]

مصادر فيتامين ب 5:

الخميرة - الكبد - صفار البيض - اللحوم - السمك- الحليب - الخضروات الخضراء - القمح - الجزر.

وظيفية فيتامين ب 5:

يُكوِّن مرافق إنزيم ضرورى لعمليات التحول الغذائى للكربوهيدرات والدهون والأحماض الأمينية.

نقص فيتامين ب 5:

إصابة الغدتين الكظريتين وسقوط الشعر وفقدان الشهية للطعام وفقدان الحركة المتسقة.

فيتامين ب 6 (**B6**) (بايريد وكسين)

مصادر فيتامين ب 6:

الخميرة - الحبوب - البقوليات - اللحوم - الكبد - الكليتان - السمك.

وظيفية فيتامين ب 6:

يدخل فى بناء بعض المرافقات الإنزيمية اللازمة لعمليات أيض الأحماض الدهنية والأمينية.

نقص فيتامين ب 6:

يؤدى إلى التهابات جلدية - تقشف الجلد - خلل فى القناة الهضمية - تشنجات واضطرابات عصبية.

فيتامين ب 7 (نياسين) حامض النيكوتينيك

مصادر فيتامين ب 7:

الخميرة - نخالة القمح - الحبوب - الكبد - اللحوم - الأسماك.

وظيفة فيتامين ب 7:

يدخل فى بناء مرافق إنزيم هام لعملية التنفس الخلوى.

نقص فيتامين ب 7:

يؤدى إلى مرض البلاجرا، وأعراضه هى التهاب الجلد - ضعف العضلات - إسهال - خلل فى الجهاز الهضمى - فى المراحل الأخيرة لهذا المرض يحدث خلل فى

نشاط الجهاز العصبى.

فيتامين ب 12 (سيانوكوبالامين)

مصادر فيتامين ب 12:

الكبد - اللحوم - الأسماك - الجبن - صفار البيض.

وظيفة فيتامين ب 12:

يعمل على نضج كريات الدم الحمراء ويدخل فى تركيب مرافق إنزيم لازم لأيض الأحماض النووية وضرورى للنمو.

نقص فيتامين ب 12:

فقر الدم (انيميا) نتيجة لسوء تكوين كريات الدم الحمراء وبطء النمو عند الأطفال.

فيتامين حامض الفوليك.

مصادر حامض الفوليك:

الخضروات الخضراء - الحليب - البيض - الحبوب.

وظيفة حامض الفوليك:

ترتبط وظيفته بوظيفة فيتامين ب$_{12}$، كما أنه يشترك فى تفاعلات الأكسدة والاختزال بالخلية ويساهم فى عملية تصنيع الأحماض النووية ولذلك فهو مهم لإنقسام الخلايا وعملية النمو ذاتها وله دور هام فى العمل على نضوج خلايا الدم الحمراء.

نقص حامض الفوليك:

يؤدى إلى فقر الدم "الأنيميا"

فيتامين سى (C) حامض الإسكوربيك

مصادر فيتامين سى:

الموالح مثل الليمون - البرتقال - اليوسفى - الطماطم - الفلفل - الخضروات الخضراء - الكبد - الكليتان.

وظيفة فيتامين: سى:

ضرورى لتكون ألياف النسيج الضام، فهو يؤثر على عملية صنع بروتين الأنسجة الضامة الذى يسمى كولاجين، كما يؤثر فيتامين سى على فعالية عدد من الإنزيمات الهامة بالجسم.

نقص فيتامين **C**:

يؤدى إلى مرض الاسقربوط وأعراضه هى ضعف فى الجسم وآلام بالمفاصل وخفقان القلب وضيق التنفس وضعف العظام والأسنان وتقلص الأوعية الدموية مما يؤدى إلى النزف خاصة فى اللثة.

الأملاح المعدنية.

الأملاح المعدنية تعتبر من المواد الغذائية اللازمة لجسم الإنسان فهى تشكل حوالى 4.3% من وزن الجسم. ويحصل الجسم على الأملاح المعدنية مع الغداء، ويوجد الكثير من الأملاح المعدنية على هيئة آيونات فى السيتوبلازم وفى سوائل الجسم الموجودة بين الخلايا. والأملاح المعدنية هامة جداً لكى تؤدى أجهزة الجسم وظائفها الحيوية. ويتسبب نقص بعض الأملاح المعدنية فى حدوث بعض الأمراض، مثل مرض الجويتر البسيط الذى ينتج عن نقص اليود، وتلف الأسنان بسبب نقص الفلورين، وضعف الجسم والشلل العضلى بسبب نقص البوتاسيوم.

أهمية الأملاح المعدنية لجسم الإنسان:

1- التكوين السليم للعظام والأسنان يعتمد على وجود الكالسيوم والفوسفور.

2- تنظيم الضغط الإسموزى لسوائل الجسم ويؤدى ذلك عنصر الصوديوم.

3- للأملاح المعدنية دوراً هاماً فى عملية الاتزان الحامضى والقاعدى بالجسم.

4- تؤثر آيونات الأملاح المعدنية فى فعالية الإنزيمات ونشاطها.

5- يدخل الكالسيوم فى تكون الجلطة الدموية.

6- يعتمد تركيب هيموجلوبين الدم على وجود الحديد.

7- وظائف الجهاز العصبى والقلب تعتمد على وجود الصوديوم والبوتاسيوم والكالسيوم.

8- وظيفة الغدة الدرقية تعتمد على وجود اليود الذى يدخل فى تكوين هرمونات الغدة الدرقية.

وفيما يلى أمثلة لبعض الأملاح المعدنية:

1- الكالسيوم

يوجد الكالسيوم فى العظام والأسنان وكذلك سوائل الجسم.

المصدر الغذائى للكالسيوم:

الحليب – الجبن – البيض – اللحوم – الأسماك – التين – الكرنب – الخس – المكسرات – الفول – العدس.

أهمية الكالسيوم للجسم:

للكالسيوم دور مهم فى عملية تجلط الدم وله دور فى عملية مرور السوائل من خلال الأغشية الخلوية، وينظم عملية انقباض العضلات الهيكلية وعضلة القلب، ويساهم فى نقل الإشارات العصبية والوقاية من أمراض الكساح ولين العظام وتشنج العضلات.

نقص الكالسيوم:

2- الفوسفور

يوجد الفوسفور فى كل خلايا الجسم ويتحد أغلبه بالكالسيوم لتكوين العظام

والأسنان، ويرتبط جزء صغير منه بالبروتينات والدهون والكربوهيدرات.

المصدر الغذائي للفوسفور:

الحليب – الأسماك – المكسرات – الفواكه – صفار البيض.

أهمية الفوسفور:

يدخل الفوسفور في تكوين مركب الطاقة أدينوسين ثلاثي الفوسفات (ATP)، كما يدخل في تركيب العظام والأسنان ويشارك في عمليات التمثيل الغذائي للدهون.

نقص الفوسفور:

يرتبط نقص الفوسفور مع الكالسيوم حيث يؤدى ذلك إلى لين العظام ويتأثر معدل النمو الطبيعى بنقص الفوسفور.

3- الحديد

يوجد الحديد في هيموجلوبين الدم كما يوجد في العضلات والكبد والطحال ونخاع العظم.

المصدر الغذائي للحديد:

الكبد – القلب – صفار البيض – البقول – السبانخ – الجرجير – السمك – التمر – التين – التفاح – العسل الأسود.

أهمية الحديد للجسم:

يدخل في تركيب مادة الهيموجلوبين في الدم والميوجلوبين في العضلات وكذلك السيتوكروم وعدد من الإنزيمات مثل إنزيم كاتاليز وإنزيم بير أوكسيديز. وله دور في تكوين الأجسام المضادة ويحمى الجسم من الإصابة من الأنيميا (فقر الدم).

نقص الحديد:

يؤدى إلى مرض الأنيميا "فقر الدم"

4- الصوديوم

يوجد الصوديوم فى كل سوائل الجسم (البلازما والعرق والبول والليمف وكذلك السوائل الموجودة داخل وخارج الخلايا)،

المصدر الغذائى للصوديوم:

ملح الطعام - معظم الأغذية.

أهمية الصوديوم:

يعمل الصوديوم على خفض الضغط الإسموزى لسوائل الجسم - يحافظ على الأداء الطبيعى للعضلات - ينظم مرور الماء والأملاح عبر غشاء الخلية - له دور فى نقل الإشارات العصبية، ويحافظ على المعدل الطبيعى لضغط الدم، كما يدخل فى تركيب العرق والدموع.

نقص الصوديوم:

فى ظروف ارتفاع درجة حرارة الجو يفقد الجسم كمية كبيرة من الصوديوم مع العرق مما يؤدى إلى حدوث صداع وتشنج عضلات الأطراف والبطن والإسهال وانخفاض ضغط الدم، كما تتأثر وظيفة الكبد.

5- اليود

يوجد اليود فى هرمونات الغدة الدرقية (مثل هرمون ثيروكسين)، كما يوجد فى العديد من انسجة الجسم ويوجد فى بعض الأعضاء مثل الكبد والكليتان والهيكل العظمى.

المصدر الغذائى لليود:

الأحياء البحرية مثل القواقع والسمك والجمبرى.

أهمية اليود:

يدخل فى تركيب هرمونات الغدة الدرقية، مثل هرمون الثيروكسين وله دور فى

عملية تصنيع البروتينات وامتصاص الكربوهيدرات.

نقص اليود:

يؤدى إلى مرض الجويتر، كما تتأثر الغدة الدرقية بنقص اليود وتتضخم، كما يؤثر نقص اليود على النمو والنشاط الجنسى والعقلى للإنسان.

6- البوتاسيوم

يوجد البوتاسيوم فى سوائل الجسم وبلازما الدم.

المصدر الغذائى للبوتاسيوم:

اللحوم – عصير البرتقال – الجريب فروت – الزبادى – التفاح – المشمش الموز – الخرشوف – السبانخ – الكرنب – البطاطس – الطماطم – الجزر- الكرفس – البقوليات والكربوهيدرات.

نقص البوتاسيوم:

نقصه فى الدم يؤدى إلى حالات الإسهال وتحدث حالات الفشل الكلوى والصدمات العصبية عندما يزيد معدل البوتاسيوم فى بلازما الدم، كما يحدث هبوط فى نشاط الجهاز العصبى المركزى وضعف فى الأطراف والعضلات التنفسية واضطراب فى عضلة القلب.

7- الكلور.

يوجد الكلور على هيئة أيون كلوريد وهو يرافق أيون الصوديوم دائماً.

أهمية الكلور للجسم:

الكلور عامل رئيسى فى اتزان الماء وتنظيم الضغط الإسموزى والاتزان الحامضى القاعدى، كما يدخل فى تركيب حامض الهيدروكلوريك.

نقص الكلور:

يفقد الكلور دائماً مع الصوديوم فى حالات التعرق الشديد وحالات الإسهال لذلك تحدث تشنجات وضعف فى عضلات الأطراف والبطن كما يتأثر ضغط الدم

بنقص الكلور.

8 - الماغنسيوم

يوجد الماغنسيوم فى العظام والأسنان وفى السيتوبلازم.

المصدر الغذائى للماغنسيوم:

الخضروات الخضراء – الحبوب – الجزر.

أهمية الماغنسيوم للجسم:

1- يدخل الماغنسيوم فى تركيب العظام والأسنان.

2- هام لعملية تخليق البروتين وانقباض واسترخاء العضلات.

3- عامل مساعد فى بعض عمليات التمثيل الغذائى.

4- ضرورى لوظيفة الغدة جار الدرقية.

نقص الماغنسيوم:

يؤدى إلى خلل فى أنقباض العضلات – رعشة وتوتر فى الأعصاب – اضطراب فى الدورة الدموية – اضطراب وظيفة الكليتين.

9- الكبريت

يوجد بالجلد والشعر والأظافر.

المصدر الغذائى للكبريت:

الجبن الأبيض – السمك – الحبوب – اللوز – البندق.

أهمية الكبريت للجسم:

له دور فى اتمام عملية تجلط الدم واختزان واطلاق الطاقة وكذلك تفاعلات الانزيمات، ويدخل فى تركيب الجينات داخل النواة.

نقص الكبريت:

يتأثر نشاط الانزيمات بنقص الكبريت وكذلك عمليات اختزان الطاقة.

10- الزنك

يوجد الزنك فى الشعر والجلد والأظافر وغدة البروستاتا.

المصدر الغذائى للزنك:

المحار – اللحوم – الدواجن – البيض – الكبد.

أهمية الزنك للجسم:

التمثيل الغذائى للمواد الغذائية – يدخل فى تركيب هرمون الإنسولين – له دور فى نقل فيتامين "أ" من الكبد إلى أماكن استخدامه.

نقص الزنك:

يؤدى إلى نقص النمو الجسمى والجهاز التناسلى – تأخر التئام الجروح – انخفاض عدد الحيوانات المنوية فى الرجال – نقص المناعة.

11- النحاس

يدخل النحاس فى تركيب بعض الإنزيمات بالجسم.

المصدر الغذائى للنحاس:

الكبد – البقوليات – الجوز – الفواكه – السمك – الخضروات الخضراء.

أهمية النحاس للجسم:

يساعد على امتصاص عنصر الحديد فى الجسم والاستفادة منه، كما يدخل فى تركيب الإنزيمات التى تساعد على تكوين مادة الهيموجلوبين وكذلك الإنزيمات التى تعمل على تكوين مادة الكولاجين وهى إحدى مكونات النسيج الضام.

نقص النحاس:

يؤدى إلى حدوث اضطراب فى النمو واضطرب فى التمثيل الغذائى واضطراب فى وظائف الجهاز الهضمى وانخفاض نسبة كرات الدم البيضاء.

المــــاء:

الماء هو أحد المواد الغذائية اللازمة لجسم الإنسان، والماء هو أساس الحياة وبدون الماء تعجز أجهزة الجسم عن أداء وظائفها وتزداد كثافة الدم، وتتوقف الدورة

الدموية وتموت خلايا الجسم وتتوقف الحياة. وفيما يلى أهمية الماء للجسم:

1- يدخل الماء فى تركيب خلايا وأنسجة وأجهزة جسم الإنسان.

2- يدخل الماء فى تركيب العصارات الهاضمة للطعام، ويدخل فى تركيب الدموع.

3- يساعد الماء على حفظ درجة حرارة الجسم.

4- يعمل الماء على نقل المواد الإخراجية من أنسجة الجسم إلى خارجه على هيئة بول أو عرق، كما يسهل خروج البراز خارج الجسم.

5- لا تتم التفاعلات الكيميائية فى الجسم إلا فى وسط مائى.

6- يعمل الماء على تأيين الأملاح المعدنية وبالتالى يسهل امتصاصها فى الجسم.

الفصل السادس

أمراض سوء التغذية

تعتبر العناصر الغذائية التى يستمدها الجسم من الطعام ضرورية لعمليات النمو وتوفير الطاقة اللازمة للعديد من وظائف أعضاء الجسم. لذلك فإن نقص عنصر أو أكثر من هذه العناصر يؤدى إلى حدوث خلل فى هذه العمليات. فقد يؤدى النقص إلى تأخر النمو فى مرحلة الطفولة أو الإصابة بالأمراض التى يعتمد نوعها ودرجة الإصابة بها على نوع العنصر الغذائى ومقدار النقص فى هذا العنصر.

والتغذية السليمة بالمفهوم العلمى هى مد الجسم بسعرات حرارية كافية وبالعناصر الغذائية اللازمة لوظائف اعضاء الجسم والمحافظة على صحة هذه الأعضاء. أما سوء التغذية فهو الاختلال الوظيفى أو الشكلى الذى ينتج عن النقص أو الزيادة النسبية أو المطلقة فى نوع أو كمية أحد العناصر الغذائية كما يشمل سوء التغذية حالات أخرى من التغذية غير السليمة مثل فرط التغذية وتناول كميات من الطعام تفوق حاجة الجسم، أو عدم التوازن فى تناول العناصر الغذائية اللازمة للجسم.

وفيما يلى أمثلة لأمراض سوء التغذية:

1- النحافة ونقص وزن الجسم

النحافة هى حالة يتصف بها الإنسان عندما ينقص وزن جسمه بدرجة كبيرة لا تتناسب مع طول الجسم، ولذلك توجد جداول خاصة توضح العلاقة بين طول الإنسان ووزنه خلال مراحل عمره المختلفة، وهى جداول معترف بها فى الهيئات الصحية فى العالم، ويرجع إليها الأطباء لتحديد حالة البدانة ونقص وزن الجسم. وغالباً يطلق على الشخص أنه نحيف عندما يقل وزن جسمه حوالى عشرة كيلو جرامات عن الأرقام المذكورة فى الجداول الخاصة بذلك.

وتحدث النحافة نتيجة اللجوء إلى الصيام عن الطعام لفترات طويلة أو عدم تناول الكمية الكافية من الطعام التى يحتاجها الجسم، وقد يكون أسباب ذلك متعمدة أو بسبب عدم توفر الطعام، أو كنتيجة لاضطرابات وظيفية بالجسم بسبب اختلال أفراز الهرمونات، مثل زيادة افراز الغدة الدرقية. أو قد يحدث ضعف للشهية بسبب مرض نفسى أو مرض مزمن، أو بسبب حالات القئ والإسهال والحمى طويلة الأجل، وقد يكون وزن الجسم وراثياً أيضاً.

وقد تسبب النحافة الشديدة ضمور العضلات والأنيميا والشعور بالتعب عند القيام بمجهود عضلى، كما يمكن أن تؤدى إلى بطء النمو عند الأطفال.

ويمكن علاج حالة النحافة ونقص وزن الجسم كما يلى:

1- تناول مقادير أكبر من الأغذية ذات السعرات الحرارية العالية مثل السكريات والنشويات.

2- تناول مقادير كافية من الإغذية البروتينية والدهنية.

3- يجب أن يحتوى الطعام على الأغذية التى توفر الفيتامينات والمعادن اللازمة للجسم.

4- يمكن زيادة عدد الوجبات على حسب عمر الشخص النحيف.

5- استشارة طبيب متخصص عند حدوث حالة نقص مستمرة فى وزن الجسم حتى يقدم العلاج الطبى الصحيح.

2- البدانة (السمنة).

تعرف البدانة بأنها زيادة فى كتلة الطبقة الدهنية المخزنة فى أنسجة جسم الإنسان، حيث تتراكم الدهون بشكل غير طبيعى فى الأنسجة الموجودة تحت الجلد وحول أعضاء الجسم الداخلية مثل القلب والرئتين والبنكرياس والكليتين. ويوصف الإنسان بأنه بدين عندما يزيد وزن جسمه زيادة لا تتناسب مع طول جسمه ولا عمره.

وهناك عوامل عديدة تسبب حدوث البدانة فى الإنسان، مثل:

1- العوامل الوراثية أو العائلية، وهى تمثل نسبة قليلة.

2- العوامل البيئية والغذائية، وهى الأكثر شيوعاً، حيث تحدث زيادة الوزن نتيجة حصول الشخص على طاقة فى شكل سعرات حرارية من الطعام الذى يتناوله تفوق احتياجاته، ويصاحب ذلك قلة نشاطه العضلى.

3- اضطرابات فى الغدد الصماء، مثل نقص إفراز الغدة الدرقية أو نقص إفراز الغدة النخامية.

4- بعض الأمراض يصاحبها زيادة فى وزن الجسم مثل الذبحة الصدرية والحوصلة المرارية وورم الهيبوثلاموس بالمخ.

5- العلاج بأدوية تحتوى على الكورتيزون مثل كورتيكوستيرويد، قد تسبب زيادة فى وزن الجسم، فى بعض الأحيان.

وتؤدى البدانة إلى زيادة فرص حدوث العديد من المشكلات الصحية والأمراض مثل مرض السكر وارتفاع ضغط الدم وزيادة نسبة الدهون فى الدم وتصلب الشرايين وحصى المرارة وآلام فى الظهر والمفاصل، وارتفاع معدل حدوث دوالى الساقين عند النساء.

وهناك أسس عامة فى علاج البدانة، تشمل ما يلى:

1- إذا كانت البدانة ناشئة عن اضطراب هرمونى بالجسم، يجب أن يتم العلاج تحت إشراف طبيب متخصص حتى يصف العلاج المناسب.

2- إذا كانت البدانة بسبب عادات غذائية أو بيئية، لذا يجب وضع نظام غذائى سليم ومناسب، وتعديل السلوك الشخصى فى تناول الطعام، وممارسة أنشطة عضلية بطريقة منتظمة ومناسبة للعمر، ويمكن استشارة طبيب متخصص لإنقاص الوزن بشكل تدريجى لا يضر الصحة.

3- يمكن إتباع طرق غذائية سليمة لإنقاص الوزن تشمل غذاء صحى متوازن مع

الابتعاد بقدر الامكان عن الحلوى والفطائر والنشويات والدهون والمياه الغازية.

4- الرياضة بوجه عام مفيدة للجسم وخصوصاً ممارستها بانتظام وبطريقة ملائمة للعمر، فهى تعطى الجسم اللياقة المطلوبة وتخلص الجسم من الوزن الزائد.

3- الكواشيوركور:

يحدث مرض الكواشيوركور بسبب نقص التغذية بالبروتينات بنسبة كبيرة وخاصة الأحماض الأمينية الأساسية التى يحتاجها الجسم. وأعراض هذا المرض هى بطء النمو عند الأطفال وتغير لون الجلد إلى اللون الأحمر وفقدان الشهية للطعام واضطرابات عقلية وتضخم فى الكبد وفقر الدم وتسوس الأسنان. والوقاية من هذا المرض يجب التغذية على الأحماض الأمينية الأساسية التى يحتاجها الجسم وكذلك يجب تناول الكمية المناسبة للبروتينات اللازمة للجسم.

4- العشى الليلى:

ينتج مرض العشى الليلى نتيجة نقص فيتامين "أ" فى الجسم. وأعراض هذا المرض هى جفاف قرنية العين وعدم القدرة على تمييز الألوان أثناء الليل وعدم القدرة على الرؤية فى الضوء الضعيف. وللوقاية من هذا المرض يجب تناول الأغذية الغنية بفيتامين "أ" مثل الجزر والمشمش والكبد والخضروات الخضراء.

5- الكساح ولين العظام

يحدث مرض الكساح فى الأطفال كأحد حالات سوء التغذية التى تظهر بين أطفال المناطق الفقيرة فى العالم.

ويمكن أن يحدث مرض الكساح كنتيجه للأسباب التالية:

1- عدم تعرض الطفل مدة كافية للأشعة فوق البنفسجية الموجودة فى أشعة الشمس، بالإضافة إلى نقص فيتامين د فى طعام الطفل بسبب العادات الغذائية السيئة.

2- نقص فيتامين د عند الطفل أثناء الرضاعة الطبيعية من أمه وذلك لأن الأم نفسها تعانى من نقص فيتامين د.

3- نتيجة عيب خلقى (وراثى)، وفى هذه الحالة يسمى بالكساح المقاوم للعلاج بفيتامين د.

4- يحدث بسبب سوء التغذية الذى يحدث أثناء المجاعات.

5- قد يحدث بسبب سوء الامتصاص فى الأمعاء، ولذلك يحدث عدم امتصاص الكمية اللازمة من الكالسيوم والفوسفور وفيتامين د.

ومن أعراض مرض الكساح حدوث تقوس بساقى الطفل، ويمكن أن تحدث تشوهات فى عظم الجمجمة وكذلك عدم نمو الطفل بشكل طبيعى.

ويعتمد الأطباء فى تشخيص هذا المرض على قياس مستوى الكالسيوم والفوسفور فى الدم وكذلك فحص صور إشعاعية للعظام التى توضح نقص الكالسيوم والفوسفور فى العظام الطويلة وعظام الضلوع.

وللوقاية من هذا المرض يجب تعريض جسم الطفل بدرجة كافية لأشعة الشمس فى الصباح الباكر وبعد العصر، ويجب أن يتناول الطفل مقادير كافية من الأغذية الغنية بفيتامين "د" مثل زيت كبد الحوت والألبان والزبد والبيض.

أما "لين العظام" فهى حالة مرضية تحدث للبالغين حيث تقل صلابة العظام ويحدث ضعف وآلام بالعضلات.

ومن أسباب لين العظام ما يلى:

1- نقص فيتامين د فى الطعام، وعدم تعريض الجسم مدة كافية لأشعة الشمس.

2- سوء امتصاص فيتامين د فى الأمعاء، أو بعد إجراء عمليات جراحية فى المعدة، أو عند حدوث نقص فى إفراز أملاح الصفراء.

3- إصابة الكليتان بالقصور الوظيفى، أو الإصابة بالتليف الكبدى، حيث يحدث اضطراب فى إنتاج فيتامين د.

4- العلاج لمدة طويلة بالأدوية التى تؤثر على عملية الايض الغذائى لفيتامين د فى الجسم مثل "فينتوين" و"بار بيتيوريت".

ويمكن تشخيص حالات لين العظام عن طريق قياس مستوى الكالسيوم والفوسفور وإنزيم ألكالاين فوسفاتيز فى الدم، بالاضافة إلى الفحص الإشعاعى للعظام لمعرفة مستوى صلابة العظم واحتوائه على الكمية الكافية من الكالسيوم والفوسفور.

ويمكن علاج حالات لين العظام باتباع ما يلى:

1- إعطاء الشخص المصاب بلين العظام مستحضرات فيتامين د مثل كالسيفرول أو ألفاكالسيفرول.

2- فحص مستوى الكالسيوم فى مصل الدم بانتظام.

3- تعريض الجسم لأشعة الشمس مدة كافية فى الصباح الباكر وبعد العصر حتى يستفيد الجسم من الأشعة فوق البنفسجية التى تقوم بتحويل مولد فيتامين د إلى فيتامين د النشيط.

6- مرض البرى برى:

ينتج مرض البرى برى بسبب نقص فيتامين ب 1 (الثيامين) فى العظام. وأعراض مرض البرى برى هى انخفاض وزن المصاب وفقدان الشهية للطعام وضعف فى العضلات والتهاب المفاصل وخلل وظيفى فى الأعصاب. وللوقاية من هذا المرض يجب تناول الخبز الأسمر الذى يحتوى على النخالة وكذلك الحمص والخميرة واللحوم والحبوب والكبد والسبانخ وصفار البيض والخضروات الخضراء.

7- مرض البلاجرا:

ينتج مرض البلاجرا بسبب نقص فيتامين ب 7 (نياسين) فى العظام. وأعراض المرض هى:
التهاب الجلد وضعف فى العضلات وإسهال وخلل فى أداء الجهاز الهضمى والجهاز العصبى.
وللوقاية من هذا المرض يجب تناول الأغذية الغنية بفيتامين ب 7 مثل الخميرة ونخالة القمح
والحبوب والكبد واللحوم والأسماك.

8- مرض الإسقربوط:

ينتج مرض الإسقربوط بسب نقص فيتامين "ج" فى العظام. وأعراض مرض الإسقربوط هى
ضعف فى الجسم وآلام المفاصل وخفقان القلب وضيق التنفس وضعف العظام والأسنان وتقلص
الأوعية الدموية مما يؤدى إلى النزف خاصة فى اللثة. وللوقاية من هذا المرض يجب تناول
الأغذية الغنية بفيتامين ج مثل البرتقال والليمون واليوسفى والطماطم والفلفل والخضروات
الخضراء.

9- الأنيميا (فقر الدم)

يتصف فقر الدم (الأنيميا) بحدوث نقص فى حجم كريات الدم الحمراء أو فى عددها أو فى
محتواها من مادة الهيموجلوبين. وتلعب التغذية السليمة الدور الأكبر فى حدوث حالات فقر
الدم، كما يحدث فقر الدم كأحد المضاعفات الصحية لبعض الأمراض، أو بعد حدوث نزيف
دموى شديد بالجسم.

وتحدث حالات فقر الدم التى تنج بسبب سوء التغذية إما لعدم توفر مقادير كافية
للجسم من عنصر الحديد والبروتين وفيتامينات معينة مثل ب 12 وحمض الفوليك
والبيريدوكسين (ب6)، وفيتامين ج، أو وجود اضطرابات فى عملية امتصاص العناصر السابقة فى
الأمعاء، أو نتيجة تناول الأدوية التى تمنع عملية امتصاصها، أو نتيجة إصابة نخاع العظم، أو
عند زيادة الحاجة إليها كما فى حالات الحمل عند السيدات أو أثناء فترة المراهقة.

وفيما يلى حالات فقر الدم الناتجة من سوء التغذية:

أ ـ فقر الدم نتيجة نقص الحديد:

هذه الحالة شائعة عند الإنسان وتتأثر بها النساء خلال فترة الإنجاب، والأطفال فى مرحلة البلوغ، ولكنها أقل حدوثاً فى الرجال، وعند ظهورها فى الرجال يكون مصدرها غذائى بعد استبعاد العوامل الأخرى كالنزيف الدموى والإصابة ببعض الأمراض. وعادة لا تظهر أعراض فقر الدم الخفيف بشكل واضح على جسم الإنسان، ولكن تقل قدرة الشخص المريض بالانيميا على القيام بالأنشطة العضلية وتزداد فرصة إصابته باضطرابات صحية عند تعرضه لنزيف دموى نتيجة حادث عارض أو الإصابة بالأمراض.

ومن أسباب حدوث فقر الدم بسبب نقص الحديد ما يلى:

1- الحصول على مقدار غير كافٍ من الحديد فى الطعام.

2- زيادة الحاجة إلى عنصر الحديد خلال فترتى الحمل والرضاعة عند السيدات.

3- حدوث فقر دم شديد نتيجة نزف أو تحلل للدم بسبب مرض أو خلال فترتى الحيض والنفاس عند السيدات.

4- حدوث اضطرابات بالجهاز الهضمى تقلل معدل امتصاص العناصر الغذائية الضرورية لتكوين الدم والهيموجلوبين، مثل الإسهال المزمن وسوء الامتصاص فى الأمعاء، والإصابة الشديدة بالطفيليات المعوية. كما يؤدى وجود بعض المركبات الموجودة طبيعياً فى الغذاء بتركيزات كبيرة كالتانين والفوسفات والفيتات إلى إعاقة امتصاص عنصر الحديد فى الأمعاء.

5- حدوث حالات الحمى الحادة والإصابات الجرثومية المزمنة التى تساهم فى تقليل معدل امتصاص عنصر الحديد فى الأمعاء.

وللوقاية من حدوث نقص الحديد يجب تناول الأطعمة الغنية بالحديد مثل الطحال واللحم الأحمر وصفار البيض وفول الصويا والسبانخ والبقدونس

والجرجير والخس والتمر والمشمش والخوخ والبرقوق والعنب والفراولة. ويجب أن يكون طعام الأطفال متوازناً ومحتوياً على البروتينات والكربوهيدرات والفيتامينات والأملاح المعدنية، ويجب عدم الاعتماد على الحبوب كالقمح والأرز كمصدر أساسى للغذاء وذلك لاحتوائها على مركبى الفوسفات والفيتات اللذان يتحدان معاً فيقللان معدل امتصاص عنصر الحديد فى الأمعاء وبالتالى لا تستفيد أجسام الأطفال من الحديد الموجود فى الطعام.

وتعالج حالات نقص الحديد تحت إشراف طبيب متخصص، حيث يتم اعطاء المريض جرعات يومية من عنصر الحديد كما يجب على المرأة الحامل أن تتناول دواء يحتوى على الحديد بالإضافة إلى حمض الفوليك وفيتامين ج.

ب ـ فقر الدم نتيجة نقص حمض الفوليك.

تحدث هذه الحالة بسبب سوء التغذية، وهى يمكن أن تحدث فى جميع الأعمار، لكنها أكثر حدوثاً فى النساء خاصة أثناء الحمل وكذلك الأطفال والرضع.

ويحدث نقص لحمض الفوليك للأسباب التالية:

1- عدم حصول الجسم على مقادير كافية من حمض الفوليك فى الطعام، كما فى حالات المجاعة أو نتيجة ضعف الشهية للطعام.

2- الإدمان على شرب المسكرات.

3- أمراض الجهاز الهضمى التى تقلل امتصاص حمض الفوليك فى الأمعاء.

4- زيادة احتياجات الجسم من هذا الفيتامين، كما فى حالتى الحمل والرضاعة عند السيدات وكذلك الأطفال حديثى الولادة

5- الاستخدام الطويل لأدوية مضادة لحمض الفوليك مثل فينتوين الذى يستخدم فى علاج الصرع.

الأعراض الصحية لنقص حمض الفوليك:

يحدث فقر الدم بشكل بطئ واذا لم يعالج يصبح مزمناً ويقل مستوى الهيموجلوين في الدم بشكل واضح ويقل وزن المريض كما يحدث نقص لبعض الفيتامينات الأخرى في الجسم.

ويتم علاج حالة نقص حمض الفوليك بإعطاء المريض مستحضرات حمض الفوليك على شكل جرعات يومية بالإضافة إلى مستحضرات الحديد الدوائية. كما يتم إعطاء المريض نظام غذائي يحتوى على معدل مرتفع من حمض الفوليك الموجود بوفرة في الكبد والقلب واللحوم بالإضافة إلى الخميرة. كما يجب أن تحصل المرأة أثناء فترتي الحمل والرضاعة على مستحضرات دوائية تحتوى على حمض الفوليك بالإضافة إلى عنصر الحديد.

ج ـ فقر الدم الخبيث.

توصف هذه الحالة "بفقر الدم متضخم الخلايا" وهى نادرة الحدوث في الإنسان قبل سن الثلاثين، وتصاب الإناث أكثر من الذكور في الفترة العمرية بين 45 و65 سنة ويحدث فقر الدم الخبيث بسبب سوء التغذية.

وأسباب حدوث فقر الدم الخبيث ما يلى:

1- انخفاض القدرة الطبيعية للطبقة المخاطية في المعدة على إفراز عامل خاص يساعد على امتصاص فيتامين ب$_{12}$ في الأمعاء.

2- الاضطرابات المناعية بالجسم.

3- نقص فيتامين ب$_{12}$ في الطعام.

4- إصابة الأمعاء بالدودة الشريطية.

وتظهر أعراض فقر الدم الخبيث على شكل بقع صفراء اللون على جلد المريض ويصبح لون لسانه أحمر وتظهر أحياناً عليه قروح ويكون مؤلماً، ويصاحب ذلك نقص وزن جسم المريض واكتساب جلدهُ اللون الباهت.

ويتم علاج المريض باعطائه وجبات غذائية ذات محتوى مرتفع من البروتين وعنصر الحديد وفيتامين ج. وتمتاز الأغذية الحيوانية كاللحوم بأنواعها والكبد والقلب بارتفاع محتواها من فيتامين ب$_{12}$ فى صورة سيانوكوبالامين.

ويفضل إعطاء المريض فيتامين ب$_{12}$ فى صورة المركب هيدروكسى كوبالامين على شكل جرعات يتم حقنها بالعضل مرتين فى الأسبوع الأول من المرض، ويتم تحديد الجرعات وعدد المرات حسب حالة المريض وتحت إشراف الطبيب.

10- مرض الجويتر:

ينتج مرض الجويتر بسبب نقص عنصر اليود فى الغذاء. وأعراض المرض هى تضخم الغدة الدرقية واختلال وظيفتها. وللوقاية من هذا المرض يجب التغذية على الأحياء البحرية مثل الأسماك - السردين - الجمبرى - القواقع وكذلك استعمال ملح الطعام المحتوى على اليود.

الفصل السابع

الأمراض غير المعدية
والأمراض المعدية

أولاً: الأمراض غير المعدية:

هى الأمراض التى يصاب بها الإنسان دون أن تنتقل إليه عدوى، مثل أمراض سوء التغذية والأمراض الوراثية وأمراض الهرمونات ومرض السرطان.

1- أمراض سوء التغذية:

وهى تنشأ بسبب نقص أو زيادة عنصر أو عدة عناصر هامة للجسم، مثل عدم تناول كمية كافية من العناصر الهامة للجسم وهى البروتينات والكربوهيدرات والدهون والفيتامينات والأملاح المعدنية، أو تناول أى من العناصر السابقة بكميات كبيرة تفوق حاجة الجسم لها.

ومن أمثلة أمراض سوء التغذية: الأنيميا – الكساح – البرى برى.

2- الأمراض الوراثية:

تنتج عن اختلال فى عدد الكروموسومات الجسدية أو الجنسية وكذلك شذوذ فى وظيفة الجينات الموجودة على الكرموسومات مثل مرض الأنيميا المنجلية ومرض الهيموفيليا ومرض كلاينفلتر.

3- أمراض الهرمونات:

تنتج عن زيادة أو نقص أفراز أحد الغدد الصماء بالجسم مثل الغدة الدرقية أو النخامية الخ.

4- الأمراض السرطانية:

تنتج الخلايا السرطانية عندما تفقد النواة سيطرتها على انقسام الخلية بسبب إصابتها بالفيروسات أو تأثير الإشعاع عليها أو إختلال فى كيميائية الخلية وكذلك

لأسباب غير معروفة، لهذا تتحول الخلايا إلى خلايا سرطانية وقد تنتقل من مكان إلى آخر فى الجسم مثل سرطان الرئة وسرطان البروستاتا وسرطان الدم وسرطان الثدى وسرطان الرحم.

5- أمراض بسبب الوراثة والبيئة:

وهى الأمراض التى تصيب الشخص الذى يكون عنده استعداد وراثى لمرض، أما العوامل البيئية فلها دور فى ظهور المرض، مثل مرض السكر والربو وقرحة المعدة.

ثانياً: الأمراض المُعدية:

الأمراض المعدية هى الأمراض التى تنتقل من شخص مريض يحمل ميكروبات المرض إلى شخص سليم، والعدوى التى تنتقل إلى الشخص السليم عبارة عن الأطوار المعدية لبعض الكائنات الدقيقة مثل البكتريا والفيروسات والفطريات أو الديدان الطفيلية، وقد تنتقل العدوى من الشخص المريض إلى الشخص السليم مباشرة أو بواسطة بعض الحشرات مثل الذباب والبعوض.

مسببات الأمراض المُعدية:

1- البكتريا: البكتريا كائنات دقيقة وحيدة الخلية أو متعددة، حجمها يتروح بين 0.5 – 1.5 ميكرون، وهى تنتشر فى البيئة المائية واليابسة والهواء وتعيش حرة أو متطفلة. والأنواع الضارة للبكتريا هى المتطفلة التى تسبب العديد من الأمراض مثل السعال الديكى والحمى المخية الشوكية والالتهاب الرئوى والزهرى والسيلان.

2- الفيروسات:

الفيروسات عبارة عن جزئيات أو دقائق تنتشر فى كل مكان، وهى لا تستطيع ممارسة النشاطات الحيوية أو التكاثر إلا داخل خلايا حية مما يجعلها طفيليات إجبارية ولا تستطيع الفيروسات الحياة خارج الخلايا الحية. وتسبب الفيرسات

العديد من الأمراض للإنسان،مثل شلل الأطفال والجدرى والحصبة والانفلونزا والنكاف والأيدز.

الفطريات:

الفطريات كائنات تتغذى عن طريق امتصاص الغذاء من البقايا والأجسام الميتة أو الكائنات التى تتغذى عليها. ويتباين حجم الفطريات من كائنات مجهرية إلى كائنات يمكن رؤيتها بالعين المجردة. وتنتشر الفطريات فى معظم البيئات المعيشية على الأرض، وخاصة الرطبة، وبعض الفطريات تسبب أمراضاً للإنسان، فبعضها يصيب السطح الخارجى للجسم وتبقى الإصابة محدودة فى الجلد أو الشعر أو الأظافر، والبعض الآخر يستطيع أن يصل إلى أعضاء الجسم الداخلية.

ومن أمثلة الأمراض الفطرية : القوباء (التينيا) والقروح الجلدية الفطرية.

4- الطفيليات الأولية:

بعض الكائنات الأولية، التى يتكون جسمها من خلية واحدة، تعيش متطفلة وتسبب عدة أمراض للإنسان مثل مرض الدوسنتاريا الأميبية ومرض الملاريا.

5- الديدان الطفيلية:

يوجد عدد من الديدان تعيش متطفلة على الإنسان وتسبب له عدة أمراض مثل ديدان البلهارسيا التى تسبب مرض البلهارسيا والدودة الشريطية "تينيا ساجيناتا". وديدان الإسكارس وديدان الإنكليستوما والديدان الدبوسية وهذه الديدان تتغذى على الغذاء المهضوم الموجود فى القناة الهضمية وتسبب الأمراض للجهاز الهضمى للإنسان.

6- طفيليات من المفصليات والحشرات:

مثل طفيل مرض الجرب والقمل الذى يتغذى على دم الإنسان.

طرق العدوى بالأمراض المعدية:

تنتقل العدوى بالأمراض المعدية بطريقتين هما العدوى المباشرة وغير المباشرة.

1- العدوى المباشرة:

العدوى المباشرة تنتقل من الشخص المصاب إلى الشخص السليم مباشرة بدون وجود وسيط بينهما، حيث تنتقل الأطوار المعدية إما عن طريق التنفس والرذاذ أو عن طريق الملامسة، كما يلى:-

أ- **التنفس أو الرذاذ:** تنتشر الأطوار المعدية فى هواء الزفير الذى يخرج من المريض أو الرذاذ المتطاير أثناء عطس المريض أو سعاله، كما يحدث فى أمراض الجهاز التنفسى مثل مرض الالتهاب الرئوى والسعال الديكى والزكام والأنفلونزا وكذلك مرض شلل الأطفال والحصبة والجدرى والحمى الشوكية.

ب- **الملامسة:** تنتقل العدوى من الشخص المريض إلى الشخص السليم عن طريق الملامسة عندما يلمس الشخص السليم جسم المريض أو يلمس المناطق المصابة للمريض، ومن أمثلة الأمراض التى تنتقل بالملامسة، مرض الزهرى والسيلان والجدرى والجرب.

2- العدوى غير المباشرة:

تحدث العدوى غير المباشرة عن طريق وسيط حى أو غير حى ينقل الطور المعدى من الشخص المريض إلى الشخص السليم، كما يلى:-

أ) **الوسيط غير الحى:** مثل الطعام والشراب والمياه الملوثة. ومن أمثلة الأمراض التى تنتقل عن طريق الطعام والشراب الملوث: مرض الدوسنتاريا الأميبية والباسيلية والتيفود والكوليرا والديدان الشريطية على سبيل المثال. أما مرض البلهارسيا فينتقل عن طريق المياه الملوثة بالأطوار المعدية لديدان البلهارسيا.

ب) **الوسيط الحى:** مثل البعوض والذباب والقمل. فالبعوض ينقل مرض الملاريا والذباب ينقل الميكروبات بواسطة أجنحته وأرجله أو جسمه، كما يحدث فى أمراض الكوليرا والدوسنتاريا، أما القمل فينقل مرض التيفوس.

مخارج العدوى:

تخرج الأطوار المعدية من الشخص المريض كما يلى:

1- الجهاز التنفسى:

تنتقل ميكروبات المرض عن طريق هواء الزفير أو الرذاذ المتطاير من المريض أثناء الكلام او العطس أو السعال. ومن الأمراض التى تنتقل عن طريق الجهاز التنفسى: مرض الدرن، الأنفلونزا، السعال الديكى، الحصبة، الدفتريا.

2- الجهاز الهضمى:

تخرج الأطوار المعدية لبعض الطفليليات وكذلك البويضات التى تنقل العدوى عن طريق براز المريض الذى يخرج من فتحة الشرج. ومن أمثلة الأمراض التى تنتقل عن طريق التلوث من براز المريض: مرض الكوليرا والتيفود والبلهارسيا والإسكارس والإنكليستوما والدودة الشريطية والدوسنتاريا الأميبية.

3- الجهاز البولى:

تخرج بويضات بلهارسيا المجارى البولية إلى خارج جسم المريض فى البول، ثم تتحول إلى الأطوار المُعدية فى المياه العذبة.

4- الجلد:

يُعتبر الجلد إحدى الطرق التى تخرج منها الميكروبات من جسم المريض، كما فى حالة مرض السيلان والزهرى، حيث تخرج من الجلد إفرازات صديدية أو قروح أو بثور تحمل جراثيم المرض وتكون مصدر عدوى للشخص السليم.

مداخل العدوى:

يمكن أن يصاب الشخص السليم بالعدوى من الطرق التالية:

1- الجهاز التنفسى:

تدخل العدوى فى حالة أمراض الأنفلونزا والسل الرئوى والدفتيريا والحصبة على سبيل المثال عن طريق الأنف أو الفم.

2- الجهاز الهضمى:

يعتبر الفم الطريق الذى يدخل فيه الطعام والشراب والماء الملوث بالأطوار المعدية أو البويضات او الجراثيم التى تسبب العديد من الأمراض،على سبيل المثال مرض الدوسنتاريا الأميبية والكوليرا.

3- الجلد:

يعتبر الجلد إحدى الطرق التى تدخل منها العدوى إلى الشخص السليم، كما فى حالة مرض الملاريا عندما تحقن أنثى بعوضة الأنوفليس جلد الشخص السليم فيدخل مع لعابها الأطوار المعدية لطفيلى الملاريا، وكذلك الطور المعدى لديدان الإنكليستوما الذى يدخل الجسم عن طريق الجلد، كما أن مرض الزهرى ومرض السيلان والأمراض الجلدية الأخرى تنتقل إلى الشخص السليم عندما يلمس الشخص السليم جلد المريض.

وفيما يلى أمثلة للأمراض المعدية:

أ- الأمراض البكتيرية

1- الكوليرا:

مرض الكوليرا هو أحد الأمراض المُعدية البكتيرية التى تصيب الإنسان عندما يتناول الطعام أو الشراب الملوث بميكروب الكوليرا وهو نوع من بكتيريا تسمى ضمة الكوليرا وتظهر تحت الميكروسكوب على شكل حرف "و".

أعراض المرض:

قيئ وعطش – مغض وإسهال حاد يشبه ماء الأرز، ونتيجة للقئ والإسهال يفقد الجسم كمية كبيرة من السوائل مما يؤدى إلى الهزال والضعف ثم الإغماء والوفاة فى الحالات الشديدة.

العلاج والوقاية:

يجب عزل المريض وإعطائه السوائل بالحقن فى الوريد لتعويض جسمه بالسوائل التى فقدت منه وكذلك إعطائه المضادات الحيوية والأدوية المقوية كالفيتامينات والأملاح المعدنية والتطعيم المضاد للكوليرا وأدوية علاج الإسهال، كما يجب عزل المخالطين للمريض وعلاجهم فورا.

2- مرض التيفويد:

مرض التيفويد هو أحد الأمراض البكتيرية المُعدية الحادة التى تصيب الأمعاء الدقيقة، وهو يصيب الأطفال بكثرة.

أسباب المرض:

سبب التيفويد هو باسيل التيفويد وهو نوع من البكتيريا يسمى "سالمونيلا التيفويد"

أعراض المرض:

تبدأ الأعراض بالصداع والخمول وفقدان الشهية للطعام وارتفاع تدريجى فى درجة الحرارة، ثم يزاداد ارتفاع درجة الحرارة حتى درجة °40م ويصاحب ذلك التهيج العصبى والإمساك، ثم يحدث تضخم فى الطحال، وقد تتحسن حالة المريض أو تزداد الحالة سوءاً حيث يحدث نزف فى الأمعاء والتهاب رئوى وهبوط حاد فى القلب.

طرق العدوى:

تحدث العدوى عن طريق الملامسة المباشرة مع المريض او استعمال أدوات المريض وكذلك عن طريق الماء والطعام الملوث كما يلعب الذباب دوراً كبيرا فى نقل العدوى.

طرق الوقاية والعلاج:

1- العناية بالصرف الصحى للفضلات الإنسانية.

2- مكافحة الذباب.

3- الاهتمام بشرب الماء النقى وغلى اللبن قبل تناوله وغسل الخضروات الطازجة جيداً.

4- الاهتمام بالنظافة الشخصية ونظافة المنزل.

5- التحصين باللقاح المناسب للمرض.

6- العلاج بواسطة المضادات الحيوية تحت إشراف الطبيب.

3- مرض الباراتيفويد:

الباراتيفويد مرض بكتيرى معدى يشبه التيفويد إلا أنه أقل خطراً من التيفويد.

سبب المرض:

هو باسيل التيفويد وهو نوع من البكتيريا.

أعراض المرض:

ارتفاع مفاجئ فى درجة الحرارة – التهاب فى الأمعاء مع الإصابة بالإسهال – تضخم الطحال – ظهور بقع وردية على الجلد فى منطقة الجذع – تظهر ميكروبات المرض عندما يتم عمل فحص مخبرى للدم والبول.

طرق انتقال العدوى:

والوقاية والعلاج مثل التيفويد.

4- السعال الديكى:

السعال الديكى هو أحد الأمراض البكتيرية المُعدية.

سبب المرض:

باسيل السعال الديكى، وهو نوع من البكتريا تسمى "بوردتيلا بيرتوسس"، تصيب الجهاز التنفسى.

أعراض المرض:

تبدأ الأعراض بنزلة برد مع سعال خفيف، ثم تزداد نوبات السعال الحاد، والذى يمكن أن يؤدى إلى الاختناق، وعادة تنتهى نوبة السعال بشهقة تشبه صوت الديك وقد يعقبها القئ.

طرق العدوى:

تنتقل العدوى عندما يتعرض الشخص السليم للرذاذ المنطلق من المريض اثناء الكحة او العطس أو عند استخدام أدوات المريض.

طرق الوقاية والعلاج:

1- تطعيم الأطفال باللقاح الثلاثى (دفتيريا - السعال الديكى - التيتانوس)، فى نهاية الشهر الثالث، ثم يتم تكرار الجرعة حسب تعليمات وزارة الصحة.

2- يجب عزل الطفل المريض وعلاجه حتى يشفى تماماً.

3- يتم العلاج بواسطة المضادات الحيوية والفيتامينات لمنع المضاعفات.

5- الدفتيريا:

مرض الدفتيريا يعتبر من أخطر الأمراض البكتيرية التى تصيب الأطفال فى المراحل الأولى من العمر، وسبب هذا المرض هو نوع من البكتيريا تسمى "باسيل الدفتيريا (عصية الدفتيريا) تصيب الحلق واللوزتين وقد تصيب الأغشية المخاطية المبطنة للشعيبات الهوائيةَ.

أعراض المرض:

1- إرتفاع شديد فى درجة الحرارة.

2- الآم فى الحلق وصداع وفقدان الشهية للطعام.

3- يتكون غشاء مخاطى والتهاب فى مكان الإصابة قد يؤدى إلى الاختناق بسبب انسداد المسالك الهوائية.

4- من أخطر مضاعفات المرض هو انتشار سموم البكتيريا فى الجسم التى

قـد تؤثر على العين وكذلك عضلات الحلق فتؤدى إلى حدوث بحـة فى الصوت أو قد تؤدى إلى هبوط فى وظيفة القلب، الذى يمكن أن يؤدى إلى وفاة المريض.

طرق العدوى:

تتم العدوى عند ملامسة المريض أو استنشاق الرذاذ المتطاير منه أو عن طريق استعمال أدواته الشخصية.

طرق الوقاية والعلاج:

1- التحصين ضد الدفتيريا بالتطعيم الإجبارى للأطفال من سن 6 – 8 شهور، بالإضافة إلى الجرعات المنشطة التى تقدمها المراكز الصحية.

2- عزل الطفل المصاب وعلاجه بالمستشفى بواسطة المضادات الحيوية ومصل الدفتيريا.

3- يجب تطهير جميع أدوات وملابس المريض.

4- يجب علاج جميع المخالطين للمريض بواسطة المضادات الحيوية ومصل الدفتيريا.

6- التهاب اللوزتين:

التهاب اللوزتين مرض مُعدى يسببه نوع من البكتيريا يسمى المكورات العنقودية "السبحية" التى تصيب اللوزتين وتسبب لهما التهاب حاد.

أعراض المرض:

1- ارتفاع مفاجئ فى درجة الحرارة.

2- آلام فى الحلق والتهاب اللوزتين الحاد وحدوث صديد بهما.

3- التهاب وتضخم فى الغدد.

4- من مضاعفات المرض، التهاب الأذن الوسطى وقد يتكون خراج حول اللوزتين، وقد يحدث أيضاً التهاب فى المفاصل.

طرق العدوى:

تحدث العدوى بطريقة مباشرة عن طريق استنشاق الهواء والرذاذ المتطاير من المريض أثناء العطس والسعال أو بطريقة غير مباشرة بواسطة استعمال أدوات وملابس المريض أو تناول طعام أو لبن ملوث بميكروبات المرض.

الوقاية والعلاج:

1- يجب الاهتمام بالتثقيف الصحى لطلبة المدارس لتعريفهم بطرق انتقال العدوى وعدم شرب الحليب إلا بعد غليه.

2- يجب عزل المريض وعلاجه بالمستشفى بواسطة المضادات الحيوية.

7- الحمى الروماتيزمية:

الحمى الروماتيزمية هى أحد الأمراض التى تصيب الأطفال فى سن المدرسة وتحدث كأحد مضاعفات التهاب الحلق واللوزتين المتكرر بسبب الإصابة ببكتيريا التهاب اللوزتين التى تسمى المكورات العنقودية "السبحية".

أعرض المرض:

1- ارتفاع مفاجئ فى درجة الحرارة.

2- آلام وتورم فى أحد المفاصل.

3- يصبح لون الطفل باهتاً ويتصبب العرق من جسمه.

4- تحدث زيادة لنبض القلب وتظهر عقد روماتيزمية تحت الجلد.

5- قد يحدث إصابات بالرتتين ونزيف فى الانف وكذلك التهاب روماتيزمى بالقلب.

الوقاية والعلاج:

أهم طرق الوقاية هى التثقيف الصحى للمرض. أما العلاج فيتم بواسطة الأدوية والمضادات الحيوية الخاصة بالمرض.

8- الحمى المخية الشوكية:

الحمى الشوكية مرض خطير يؤدى إلى الوفاة إذا أصيب به الأطفال فى سن مبكرة.

سبب المرض:

نوع من البكتريا تسمى "المكور الثنائى"

طرق العدوى:

1- التعرض للرذاذ المتطاير من أنف وحلق المريض أثناء السعال او العطس.

2- شرب الحليب الملوث وتناول الأغذية الملوثة ببكتيريا المرض.

3- آلام بعضلات الرقبة مع تصلب فى الحركة وتقوس بالظهر.

4- يمكن أن يظهر طفح جلدى وأحياناً غيبوبة.

5- يمكن أن يؤدى المرض إلى تسمم الدم وإلى الوفاة.

الوقاية والعلاج:

1- التثقيف الصحى لهذا المرض.

2- استخدام المنديل أثناء السعال والعطس والبصق.

3- تجنب الأماكن المزدحمة.

4- عزل المريض وعلاجه.

5- التطعيم بلقاح الحمى الشوكية.

9- السل الرئوى (الدرن):

السل الرئوى هو أحد الأمراض البكتيرية المُعدية التى تصيب الجهاز التنفسى وتسبب الضعف والعجز المزمن.

سبب المرض:

نوع من البكتيريا يسمى باسيل الدرن "عصيات الدرن".

أعراض المرض:

أ- عند الأطفال: تتضخم الغدد اللمفاوية فى الجسم وتظهر البؤرة الأساسية للدرن فى الرئتين بواسطة أشعة إكس، كما يحدث سعال جاف وضعف عام وعرق غزير.

ب- عند الكبار: تظهر الأعراض على شكل التهاب رئوى وتلف بالرئتين يصاحب السعال الجاف مع خروج دم مع البصاق وكذلك الضعف العام وكثرة العرق.

طرق انتقال العدوى:

1- تنتقل العدوى بطريقة مباشرة عن طريق استنشاق الهواء المحمل بالرذاذ الذى يحتوى على بكتريا الدرن اثناء عطس أو سعال المريض فى وجه الآخرين أو عندما يستنشق الشخص السليم الميكروب بذرات التراب بعد بصاق او عطس المريض.

2- تنتقل العدوى بطريقة غير مباشرة عن طريق شرب الحليب الملوث من حيوانات مصابة بالدرن كالبقر، أو استعمال أدوات ومناشف المريض.

الوقاية والعلاج:

تتم الوقاية عن طريق ما يلى:

1- التثقيف الصحى لطلبة المدارس وتعريفهم بالمرض وطرق العدوى وطرق الوقاية.

2- تطعيم التلاميذ بجرعات منشطة بلقاح الدرن.

3- مكافحة الدرن فى البقر والجاموس.

4- اكتشاف الحالات المصابة مبكراً وعلاجها.

5- الكشف الدورى على الطلاب إذا كان هناك احتمال وجود عدوى بالبيئة المحيطة بهم.

اما العلاج فيتم باستعمال الادويه الخاصه بعلاج الدرن واتباع نظام متكامل لعلاج الحالات النشطة والحالات الكامنة.

10- السيلان:

السيلان هو أحد الأمراض التناسلية البكترية المُعدية.

سبب المرض:

نوع من البكتريا تسمى مكورات السيلان وهى تنتشر بالأغشية المخاطية المبطنة للجهاز البولى التناسلى.

أعراض المرض:

أ- فى الذكر:

1- تبدأ الأعراض بشعور المريض بحرقان فى الجزء الأمامى من مجرى البول عند التبول.

2- يخرج سائل أبيض من مجرى البول يميل إلى الاصفـرار ويـزداد كلما تأخر العـلاج.

3- يمتد الالتهاب والشعور بالحرقان فى الجزء الخلفى من مجرى البول وفى عنق المثانة وغدة البروستاتا ويصاحب ذلك كثرة التبول وأحياناً ينزل دم مع البول.

4- من مضاعفات المرض: حدوث التهاب فى الحويصلة المنوية والخصيتين قد يؤدى إلى العقم، وقد يحدث التهاب بالمفاصل.

ب - فى الإناث:

1- خروج بعض الإفرازات المهبلية مع الشعور بالحرقان.

2- قد يمتد الالتهاب إلى الداخل فيصيب عنق الرحم ثم داخل الرحم وقناة فالوب وترتفع درجة الحرارة وتحدث آلام بالبطن.

من مضاعفات المرض: خراج فى المهبل، والعقم إذا لم يتم العلاج بسرعة وكذلك التهاب المفاصل.

ج- فى الأطفال:

يحدث رمد صديدى وسيلان فى العين بعد ولادة الجنين.

طرق انتقال العدوى:

عن طريق الاتصال الجنسى مع المريض.

الوقاية والعلاج:

الوقاية عن طريق الابتعاد عن الزنا، أما العلاج فيجب أن يتم بواسطة المضادات الحيوية الخاصة لعلاج السيلان تحت إشراف طبيب متخصص.

11- مرض الزهرى:

مرض الزهرى هو أخطر الأمراض الجنسية المُعدِية.

سبب المرض:

نوع من البكتريا لولوبية الشكل تسمى "تريبونيما باليدم".

أعراض المرض:

تتميز أعراض المرض بالمراحل التالية:

أ- المرحلة الأولى:

تبدأ بظهور ورم بسيط أو قرحة تحت الجلد على الأعضاء التناسلية ويصاحبها تضخم فى الغدد التناسلية.

ب- المرحلة الثانية:

1- طفح جلدى وآلام بالحلق والمفاصل والصداع.

2- تساقط شعر الرأس والتهاب فى العينين.

3- التهاب فى الكلى وفقر الدم.

ج- المرحلة الثالثة:

تنقسم هذه المرحلة إلى نوعين من الأعراض.

1- الزهرى المتأخر البسيط: وتظهر أعراضه على شكل ورم صمغى يصيب أى عضو بالجسم خاصة الكبد والخصيتين والمخ وقد تظهر قرح على الجلد أو الأغشية المخاطية وتؤدى إلى تشوهات ظاهرية.

2- الزهرى المتأخر الخبيث: تنتشر عدوى المرض فى الجسم وقد تصيب بكتريا الزهرى القلب والأوعية الدموية وقد يؤدى ذلك إلى الوفاة، أما إذا أصيب الجهاز العصبى ببكتريا الزهرى فإن المريض يصاب بالشلل أو التشنجات وتنميل فى الأطراف والجنون.

طرق انتقال العدوى:

تنتقل العدوى من الشخص المريض إلى الشخص السليم بعد الاتصال الجنسى، حيث تدخل بكتريا الزهرى تحت الجلد وتنتشر بسرعة داخل الجسم عن طريق الدم أو السائل اللمفاوى.

الوقاية والعلاج:

من أهم طرق الوقاية هى التثقيف الصحى وتعريف التلاميذ بمخاطر هذا المرض وكذلك إلقاء محاضرات دينية تحث التلاميذ على تجنب الاتصال الجنسى المحرم.

إما العلاج فيتم بواسطة الأدوية الخاصة بهذا المرض تحت إشراف الطبيب المتخصص فى علاج الأمراض الجنسية.

12- الطاعون:

الطاعون هو أحد الأمراض البكتيرية المُعدية.

سبب المرض:

هو بكتريا عصوية تصيب الجهاز التنفسى والرئتين وتسبب تسمم الدم.

طرق العدوى:

تنتقل العدوى عن طريق القوارض البرية.

أعراض المرض:

حمى - هذيان - تضخم الغدد اللمفاوية - غيبوبة وتسمم دموى قد يؤدى إلى الوفاة فى أغلب الاحيان، ويمكن أن تصاب الرئتين بطاعون الرئة.

الوقاية والعلاج:

يجب القضاء على الفئران التى تنقل العدوى، ويعالج المريض بالمضادات الحيوية.

13- مرض الدوسنتاريا الباسيلية:

وهو أحد الأمراض البكترية المُعدية التى تصيب الأمعاء الغليظة.

سبب المرض:

نوع من البكتريا يعيش فى الأمعاء الغليظة والقولون.

أعراض المرض:

اسهال شديد متواصل مصحوب بمخاط ودم وصديد.

طرق انتقال المرض:

عن طريق ملامسة المريض وانتشار الميكروبات من برازه.

التثقيف الصحى للمرض والاهتمام بالنظافة الشخصية، ونظافة الطعام والشراب.

ويتم العلاج بتعاطى السوائل والمضادات الحيوية.

14) مرض الرمد الصديدى:

هو من الأمراض البكترية الحادة التى تصيب العين.

سبب المرض: نوع من البكتيريا يصيب العين.

أعراض المرض:

تبدأ الأعراض باحمرار العينين والشعور بالألم بهما، والشعور بالحاجة إلى حك الجفنين والعينين كما تخرج من العينين إفرازات صديدية.

الوقاية والعلاج:

الاهتمام بنظافة العينين وعدم استعمال مناشف الآخرين وعدم حك العينين أو لمسهما إلا بعد غسل اليدين جيداً، ومقاومة الذباب. وأما العلاج فيتم باستخدام أدوية ومراهم العين والمضادات الحيوية الخاصة بهذا المرض.

ب - الأمراض الفيروسية

1- مرض الحصبة:

مرض الحصبة من الأمراض الفيروسية المعدية التى تصيب الأطفال.

سبب المرض:

فيروس الحصبة الذى يصيب الجلد والدم.

أعراض المرض:

1- تبدأ الأعراض بارتفاع فى درجة الحرارة ويشعر المريض بأعراض نزلة البرد، ثم يشكو المريض من: كثرة الدموع واحتقان العين ـ العطس المتكرر رشح الأنف ـ السعال الجاف.

2- تظهر علامة بيضاء عند فتحة القناة اللعابية بالفم وتعرف بنقطة كوبلك.

3- يظهر الطفح الجلدى الخاص بالحصبة حيث يبدأ على الجبهة ثم يمتد حول الرقبة ثم الصدر ثم أجزاء الجسم، ويكون الطفح على شكل حبيبات حمراء صغيرة بعيدة عن بعضها ثم لا تلبث أن تتصل، ويظل الطفح لمدة 4 ـ 6 أيام ثم يختفى

بعد ذلك.

4- من مضاعفات الحصبة الالتهاب الرئوى – النزلة المعوية – التهاب الأذن الوسطى – التهاب صديدى فى العين – قرح بالفم.

طرق انتقال العدوى:

تنتقل العدوى بواسطة الرذاذ المتطاير من أنف وحلق المريض أو بالملامسة المباشرة له، وذلك عند استعمال ادوات وملابس وفراش المريض.

المقاومة العلاج:

1- التطعيم الإجبارى للأطفال بلقاح الحصبة بعد تسعة أشهر من الولادة.

2- عزل الطفل المريض وعلاجة بواسطة الطبيب المتخصص.

2- الحصبة الألمانية:

هى أحد الأمراض الفيروسية المُعدية لكنها أقل خطراً من الحصبة العادية.

سبب المرض:

فيروس الحصبة الألمانية الذى يصيب الجلد والجهاز الدورى.

أعراض المرض:

يبدأ المرض بالتهاب فى ملتحمة العين ورشح مع عطس متكرر وارتفاع فى درجة الحرارة، ثم يظهر الطفح الجلدى خلال ثلاثة أيام على الوجه ثم ينتشر بسرعة على باقى الجسم ثم يختفى خلال يومين أو ثلاثة ولكن لا تظهر علامة كوبلك فى الفم مثل الحصبة العادية، وإذا أصيبت الأم الحامل بهذا المرض اثناء الشهور الاولى للحمل فإن الجنين يولد بتشوهات خلقية مثل الصمم وإصابة صمامات القلب وتشوهات بالمخ وإصابة العين بالمياه البيضاء.

طرق العدوى:

تحدث العدوى عن طريق الرذاذ المتطاير من المريض أو بالملامسة أو استعمال أدوات وملابس المريض مثل الحصبة العادية.

طرق الوقاية والعلاج:

تتم الوقاية عن طريق التطعيم، ويستحسن أيضاً تطعيم الإناث قبل البلوغ حتى يكتسبن مناعة، أما العلاج فيتم برعاية المريض تحت إشراف الطبيب واستعمال المضادات الحيوية.

3- الجديرى المائى:

هو أحد الأمراض الفيروسية المُعدية التى تصيب التلاميذ فى المدارس.

سبب المرض:

فيروس يصيب الجهاز التنفسى.

أعراض المرض:

1- يشعر المريض بالتعب والخمول مع ارتفاع درجة الحرارة.

2- يظهر الطفح الجلدى على الصدر والظهر على شكل نتوءات "حلمات" تتحول إلى حويصلات مائية تظل لمدة 3 – 4 أيام فوق سطح الجلد ثم تتحول إلى بثور ثم إلى قشور.

3- الطفح يكون على شكل دفعات متتالية، حيث تظهر الحلمات فى مكان معين بينما تظهر البثور أو الحويصلات فى مكان آخر.

طرق العدوى:

تحدث العدوى عن طريق الملامسة المباشرة للمريض واستنشاق الهواء المحمل بالرذاذ الملوث بميكروبات المرض بعد عطس أو سعال المريض، أو استخدام أدوات وملابس المريض الملوثة.

الوقاية والعلاج:

يجب عزل المريض وعلاجه باستعمال المضادات الحيوية والأدوية الخاصة بهذا المرض.

4- مرض النكاف:

مرض النكاف هو أحد الأمراض الفيروسية الحادة التى تصيب الأطفال والشباب

سبب المرض:

فيروس يصيب الغدة النكفية "تحت الأذن" وهى إحدى الغدد اللعابية.

أعراض المرض:

1- ارتفاع فى درجة الحرارة.

2- حدوث ألم وتورم بالغدة النكفية ويظهر الورم تحت الأذن.

3- يستمر الألم والورم لمدة 3 – 4 أيام ثم يزول بعد ذلك وتتحسن حالة المريض خلال عشرة أيام.

4- الإصابة بهذا المرض بعد البلوغ تؤدى إلى التهاب الخصيتين عند الذكور والتهاب المبيضين عند الإناث وقد يؤدى ذلك إلى العقم.

الوقاية والعلاج:

يجب عزل المريض وعلاجه تحت إشراف الطبيب.

5- مرض شلل الأطفال:

هو أحد الأمراض الفيروسية المُعدية التى تصيب الأطفال وقد يمر دون حدوث أى أعراض او يسبب شلل بعضلات الساقين.

سبب المرض:

فيروس شلل الأطفال الذى يوجد فى لعاب المريض.

أعراض المرض:

تتميز أعراض المرض إلى مرحلتين:

أ- المرحلة الأولى: تبدأ بارتفاع فى درجة الحرارة وتعب وهبوط وصداع مع آلام فى عضلات الجسم واضطرابات خفيفة فى الجهاز التنفسى والهضمى ثم تحسن وشفاء ظاهرى.

ب- المرحلة الثانية: يحدث ارتفاع شديد مفاجئ فى درجة الحرارة مع حدوث آلام فى عضلات الساقين وتصلب عضلات الرقبة ويشعر المريض بالتوتر والقلق وقد يشفى المريض بدون حدوث أى شلل ولكن نسبة من المرضى يحدث لهم الشلل.

طرق العدوى:

ينتقل الفيروس من المريض بواسطة الرذاذ المتطاير من المريض أثناء العطس او السعال، أو عن طريق الملامسة المباشرة للمريض أو استعمال ادوات وملابس المريض أو تناول حليب أو ماء أو طعام ملوث بالفيروس الذى يسبب المرض.

الوقاية والعلاج:

للوقاية من هذا المرض يجب نشر الوعى الصحى لمعرفة المرض وطرق الوقاية منه، وكذلك تشجيع التطعيم ضد شلل الأطفال سواء فى المواعيد المقررة بعد الولادة أو اثناء الحملات التى تقام من وقت لآخر.

والتطعيم الذى يتم الآن هو لقاح سولك أو سابين، ومواعيد التطعيم تكون موضحة بشهادة الميلاد.

وعند حدوث حالة مرضية يجب عزل الطفل المريض والاهتمام بالتطهير والنظافة وتطعيم الأطفال المخالطين للمريض، كما يتم علاج الطفل المريض تحت إشراف الطبيب.

6- الانفلونزا:

الأنفلونزا هو أحد الأمراض الفيروسية المُعدية التى تنتشر بسرعة بين الناس.

سبب المرض:

هو فيروسات من نوع "ميكسوفيروس" التى تصيب الجهاز التنفسى.

أعراض المرض:

صداع – ارتفاع فى درجة الحرارة – الشعور بالبرد والرعشة – آلام مختلفة بالجسم.

طريقة انتقال العدوى:

الرذاذ المتطاير من المريض أثناء السعال والعطس.

العلاج والوقاية:

للوقاية من المرض يجب الابتعاد عن الأماكن المزدحمة وتناول الأغذية التى تحتوى على فيتامين ج "C" خاصة أثناء فصل الشتاء، والابتعاد عن المريض. ويتم علاج الانفلونزا بالراحة فى الفراش وتناول دواء يحتوى على فيتامين "ج".

7- مرض الزكام (الرشح أو نزلة البرد):

هو أحد الأمراض الفيروسية المُعدية التى تنتشر فى فصل الشتاء.

سبب المرض:

فيروس الزكام الذى يسمى "رينو فيروس" ويصيب الجهاز التنفسى.

أعراض المرض:

ارتفاع فى درجة الحرارة، نزول إفرازات من الأنف "الرشح" وعطس متكرر انسداد الأنف –

طرق الوقاية:

ملامسة المريض واستنشاق الهواء والرذاذ المتطاير من المريض.

الوقاية والعلاج:

للوقاية من المرض يجب الراحة فى الفراش وتناول الأغذية التى تحتوى على فيتامين ج، مثل: اليوسفى والبرتقال والليمون ويمكن علاج الزكام بتناول دواء فيتامين ج وكذلك دواء مضاد حيوى، بالإضافة إلى الراحة وعدم بذل أى مجهود عضلى كبير.

8- إلتهاب ملتحمة العين.

هو مرض فيروسى يصيب العين.

سبب المرض:

فيروس يصيب العين يسمى "أدينوفيروس"

أعراض المرض:

إحمرار العينين والشعور بألم فيهما وحكة – التهاب قرنية العين– الشعور بخروج دم خفيف من سطح ملتحمة العين.

طرق انتقال المرض:

تنتقل عدوى المرض عن طريق ملامسة المريض واستعمال مناشفه وملامسة المريض. كما ينتقل المرض عن طريق السباحة فى حمام سباحة تكون مياهه ملوثة بالفيروس وغير معقمة بالكلور.

الوقاية والعلاج:

يجب العناية بنظافة العينين والابتعاد عن المريض، وعدم استعمال المناشف الشخصية للآخرين. ويتم علاج المرض باستعمال أدوية ومراهم خاصة بهذا المرض تحت إشراف طبيب عيون متخصص.

9- مرض الإيدز:

هو مرض فيروسى مُعدى ويعرف باسم مرض "نقص المناعة المكتسبة".

سبب المرض:

فيروس يصيب كريات الدم البيضاء اللمفاوية المعروفة باسم "تى ليمفوسايت".

أعراض المرض:

ارتفاع مستمر فى درجة الحرارة دون معرفة السبب – طفح جلدى على هيئة بقع جلدية أو كدمات أو تجمعات دموية تحت الجلد – نقص الوزن وتدهور الحالة الصحية – إسهال مزمن – عدم استجابة المريض للعلاج بسبب نقص المناعة – انتشار الالتهاب بالجسم – يتوفى المريض فى النهاية.

طرق إنتقال المرض:

1- الإتصال الجنسى الطبيعى والشاذ.

2- نقل الدم الملوث بالفيروس المسبب للمرض.

3- استعمال الإبر الطبية أكثر من مرة.

4- تنقل الأم الحامل المصابة بالمرض الفيروسات إلى جنينها عن طريق المشيمة.

الوقاية والعلاج:

يجب عدم استعمال الإبر إلا مرة واحدة وتجنب استعمال الإبر التى سبق استعمالها، والاحتراس من نقل الدم، والابتعاد عن الجنس المحرم واللواط.

ج – الأمراض الطفيلية

1- مرض الملاريا:

مرض الملاريا هو أحد الأمراض الخطيرة التى تصيب سكان المناطق الحارة حيث يتكاثر البعوض الذى يعتبر المصدر المباشر للعدوى.

سبب المرض:

طفيل البلازموديوم الذى يوجد له ثلاثة أنواع:

أ- بلازموديوم فيفاكس الذى يسبب مرض الملاريا الثلاثية الحميدة.

ب- بلازموديوم ملاريا الذى يسبب مرض الملاريا الرباعية الحميدة.

ج- بلازموديوم فالسيبارم ويسبب مرض الملاريا الثلاثية الخبيثة وهو أخطر الأنواع لأنه يصيب المخ.

أعراض المرض:

تبدأ أعراض المرض بعلامات وأعراض تنتهى بنوبة رعشة ثم ارتفاع فى درجة حرارة الجسم، ثم نوبة عرق شديدة، ويمكن تقسيم مراحل نوبة الملاريا إلى ثلاثة مراحل هى:

أ- الإحساس بالبرودة الشديدة والقشعريرة واصفرار الجلد.

ب- الارتفاع الكبير فى درجة الحرارة والشعور بالحمى واحمرار الجلد.

ج- خروج العرق من الجسم وانخفاض درجة الحرارة.

وتتكرر هذه النوبة كل 24 أو 48 ساعة.

طرق انتقال العدوى:

تنتقل عدوى الملاريا بواسطة أنثى بعوضة الأنوفليس التى تحمل طفيليات الملاريا. فعندما تعض الشخص السليم فإنها تحقن لعابها الذى يحتوى على طفيل الملاريا فى دم الشخص السليم.

الوقاية والعلاج:

1- مكافحة البعوض ونشر النظافة وردم البرك والمستنقعات.

2- عزل المرضى ووضعهم فى أماكن خاصة بعيداً عن البعوض حتى لا يكونوا وسيلة لنقل عدوى المرض.

3- وضع سلك على النوافذ لمنع دخول البعوض داخل حجرات المنزل.

4- علاج المريض بالأدوية الخاصة بمرض الملاريا.

2- مرض البلهارسيا:

هو أحد الأمراض الطفيلية التى تنتشر فى بلدان الشرق الأوسط وشرق آسيا.

سبب المرض:

ديدان البلهارسيا، ويوجد منها ثلاثة أنواع:

1- بلهارسيا المجارى البولية وتعرف باسم "هيماتوبيوم"، وتصيب الجهاز البولى.

2- بلهارسيا المستقيم وتعرف باسم "مانسونى"، وتصيب الأمعاء.

3- البلهارسيا اليابانية وتصيب الأمعاء.

أعراض المرض:

أ- فى حالة بلهارسيا المجارى البولية، تحدث الأعراض التالية:-

حرقان فى البول – عسر البول – نزول دم مع البول – ضعف وهزال الجسم – عدم القدرة على التركيز.

ب- فى حالة بلهارسيا المستقيم يعانى المريض من الأسهال المخاطى والشعور بالآم فى البطن وخروج دم مع البراز.

ج- الإصابة بالبلهارسيا يمكن أن يؤدى إلى تضخم وتليف الكبد، والطحال والتهابات مزمنة بمجرى البول يمكن أن تؤدى إلى سرطان المثانة.

طريقة انتقال المرض:

ينتقل مرض البلهارسيا للإنسان السليم عندما يسبح، أو يغسل يديه أو قدميه أو يسير فى مجرى مائى يحتوى على الأطوار المعدية لديدان البلهارسيا، وهى "السركاريا" التى تسبح فى الماء العذب. تخترق السركاريا جلد الإنسان وتصل إلى الدم، هذه السركاريا إذا صادفت إنسان يسبح أو يغسل أو يخوض فى الماء فإنها، تخترق جلده وتصل إلى الدم ثم تذهب إلى الوريد البابى الكبدى حيث تتحول إلى الديدان البالغة التى تسبب أعراض مرض البلهارسيا.

الوقاية والعلاج:

1- جمع القواقع التى تمثل العائل الوسيط لديدان البلهارسيا، والتخلص منها وكذلك تطهير القنوات والمجارى المائية حتى لا تتكاثر هذه القواقع مرة أخرى.

2- نشر التثقيف الصحى لمرض البلهارسيا، وتوعية الأفراد بعدم الاستحمام أو الغسيل أو الخوض فى الترع أو القنوات المائية الصغيرة حتى يتجنبوا الإصابة بالبلهارسيا.

3- يجب استخدام المراحيض فى التبول والتبرز.

4- تشجيع استخدام الطرق الحديثة للرى.

5- يجب علاج المصاب مباشرة بمجرد الإحساس بأعراض المرض.

3- ديدان الإسكارس:

ديدان الإسكارس ديدان خيطيه لونها أبيض يميل إلى الأصفرار، تتطفل على الأمعاء الدقيقة للإنسان. وهذه الديدان كبيرة الحجم يمكن أن يصل طولها إلى 25سم، وهى تتغذى على الغذاء المهضوم فى الأمعاء.

أعراض الإصابة بالإسكارس:

1- المغص المعوى والإسهال والقىء وانتفاخ البطن.

2- فقدان الشهية للطعام وضعف الجسم والأنيميا.

3- إذا كانت الإصابة شديدة، يتكاثر عدد الديدان بشدة، مما يؤدى إلى إنسداد الأمعاء.

طرق العدوى:

تناول طعام ملوث ببويضات الديدان خاصة الخضروات الطازجة التى يتم تناولها بدون غسيل.

الوقاية والعلاج:

1- نشر الوعى الصحى، وتشجيع أفراد المجتمع على استخدام المراحيض للتبرز، وكذلك غسل الخضروات الطازجة جيداً قبل أكلها.

2- علاج المصاب بالأدوية الطاردة للديدان.

3 - يجب استخدام المراحيض فى التبول والتبرز.

4- تشجيع استخدام الطرق الحديثة للرى.

5- يجب علاج المصاب مباشرة بمجرد الإحساس بأعراض المرض.

4- ديدان الإنكليستوما:

تعيش ديدان الإنكليستوما متطفلة داخل الأمعاء الدقيقة للإنسان وهى تقوم بتمزيق ونهش جدار الأمعاء ثم تتغذى على الدم الناتج والأنسجة الممزقة من جدار الأمعاء، ولذلك يعانى المصاب بهذه الديدان من فقدان دائم للدم مما يؤدى إلى إصابته بالانيميا. ويسمى المرض الناتج عن طريق الإصابة بديدان الإنكليستوما مرض الإنكليستوما.

أعراض المرض:

1- مغص وآلام بالبطن وظهور دم مع البراز.

2- ضعف عام بالجسم وأنيميا حادة.

طرق العدوى:

1- تناول طعام أو شراب ملوث ببويضات الإنكليستوما.

2- ضعف عام بالجسم وأنيميا حادة.

الوقاية والعلاج:

1- يجب غسل الخضروات الطازجة جيداً قبل أكلها ونشر الوعى الصحى لاستخدام المراحيض للتبرز.

2- يعالج المصاب بالأدوية الطاردة للديدان، تحت إشراف الطبيب المتخصص.

5- ديدان الإكسيورس:

هى ديدان خيطية تسمى الديدان الدبوسية، تعيش متطفلة داخل الأمعاء الغليظة للإنسان، وهى تصيب الأطفال الصغار بكثرة.

أعراض الإصابة بالديدان:

1- اضطرابات معوية وضعف بالجسم.

2- الشعور بحكة فى منطقة الشرج خاصة أثناء الليل.

طرق العدوى:

1- تناول خضروات طازجة ملوثة ببويضات الديدان.

2- تحدث عدوى ناتجة من الشخص المريض عندما يحك منطقة الشرج بيديه ثم يضع يديه فى فمه أو يتناول الطعام دون أن يغسل يديه.

الوقاية والعلاج:

1- يجب العناية بغسل الخضروات الطازجة جيداً قبل الأكل.

2- يجب الاهتمام بالنظافة الشخصية، والاهتمام بتنظيف الأطفال جيداً وحثهم على غسل أيديهم قبل الأكل وبعده.

3- يعالج المصاب بالديدان بتناول الأدوية الطاردة للديدان.

6- الديدان الشريطية

تصيب الديدان الشريطية الإنسان، وهى تعيش متطفلة داخل الأمعاء الدقيقة، حيث تتغذى على الغذاء المهضوم. ويوجد نوعان من الديدان: نوع يسمى "تينيا ساجيناتا"، يكمل دورة حياته داخل البقر كعائل وسيط، أما النوع الثانى فيسمى "تينيا سوليم" الذى يكمل دورة حياته داخل الخنازير كعائل وسيط، أما العائل الأساسى للنوعين فهو الإنسان.

أعراض الإصابة بالديدان الشريطية:

ضعف المريض وعدم قدرته على مقاومة الأمراض المعدية، والشعور بالجوع والرغبة فى النوم، والإصابة بالأنيميا.

طرق الوقاية والعلاج:

1- يجب نشر التوعية بهذه الديدان وطرق العدوى وطرق الوقاية.

2- يجب استعمال المراحيض عند التبرز.

3- غسل اليدين قبل الأكل وتغطية الطعام وحفظه بعيداً عن الذباب.

4- يجب طهى لحوم البقر جيداً حتى يمكن التخلص من الطور المعدى للدودة الشريطية التى تكون متحوصلة فى لحوم البقر المصاب.

5- عزل المريض عندما يشكو أعراض الضعف والمغص المعوى وعلاجه فوراً بالمستشفى.

7- مرض الدوسنتاريا الأميبية (الزحار):

هو أحد الأمراض الطفيلية المُعدية التى تصيب القولون.

سبب المرض:

طفيل الإنتاميبا وهو الأميبا الطفيلية النشطة.

أعراض المرض:

1- اضطرابات معوية مصحوبة بالإمساك مرة والإسهال مرة أخرى.

2- نزول مخاط وبعض الدم مع البراز.

طرق العدوى:

تناول طعام أو شرب ماء أو لبن ملوث بالطفيلى المسبب للمرض.

الوقاية والعلاج:

1- التثقيف والتوعية بهذا المرض.

2- الإهتمام بالنظافة وغسل اليدين قبل تناول الطعام.

3- يجب عدم التبرز في الخلاء، واستخدام المراحيض عند التبرز.

4- يجب غسل الخضروات الطازجة جيداً قبل أكلها.

5- يجب غلى الحليب جيداً قبل شربه.

6- يتم العلاج بواسطة المضادات الحيوية والأدوية المضادة للطفيليات وتناول السوائل.

د- الأمراض الجلدية المُعدية

1- القراع:

سبب القراع:

فطر يسمى "ترايكوفيتون" و"ميكروسبورن"، وهو يسبب القراع للأطفال، ويوجد هذا الفطر أساساً في القطط والكلاب والأغنام والماعز.

أعراض القراع:

يعيش الفطر على جلد فروة الرأس ويخترق طبقات الجلد ويستقر في الطبقة الداخلية ويسبب حك فروة الرأس وسقوط الشعر وظهور طفح في منطقة الإصابة سرعان ما يتلوث، وتتكون طبقة قشرية تحتوى غالباً على إفرازات صديدية لها رائحة مميزة.

طرق العدوى:

تنتقل العدوى عن طريق ملامسة المريض واستعمال أدواته مثل فرشاة الشعر وأدوات الحلاقة، كذلك تنتقل العدوى عن طريق ملامسة القطط أو الماشية.

الوقاية والعلاج:

1- عدم استعمال أدوات الآخرين مثل أغطية الرأس أو مشط الشعر أو أدوات

الحلاقة.

2- نشر الوعى الصحى للتعرف على مصادر العدوى وتشجيع النظافة الشخصية وغسل الرأس بالماء والصابون.

3- عدم لمس الحيوانات المصابة.

4- يعالج المريض بالأدوية المضادة للفطريات.

2- الجرب:

هو أحد الأمراض الجلدية المُعدية التى تصيب الأطفال.

سبب المرض:

طفيلى من نوع القراد ويسمى "طفيلى الجرب" وهو لا يرى إلا بالمجهر، ويخترق الطفيلى الجلد ويستقر تحت البشرة.

أعراض المرض:

1- الهرش وحك الجلد بشدة.

2- تزداد الحاجة إلى الهرش عند الذهاب إلى الفراش.

3- قد تظهر فقاعات جلدية حمراء تمتلئ بسائل أبيض يتحول بعد ذلك إلى فقاعات صديدية بسبب التلوث.

4- ينتشر المرض بين أصابع اليدين وتحت الإبط وحول السرة وحول العانة من الأمام.

الوقاية والعلاج:

1- الاهتمام بالنظافة الشخصية.

2- استعمال نوع خاص من الصابون مضاد للفطريات.

4- علاج المريض عند الطبيب المتخصص.

3- القمل:

القمل من الطفيليات التى تعيش على جسم الإنسان من الخارج.

والقمل نوعان: نوع يعيش على جانبى الرأس وفوق الرقبة وخلف الأذنين ويختبئ بين الشعر ويعرف باسم قمل الرأس، أما النوع الأخر الذى يعيش على سطح الجلد وبين طبقات الجلد مختبئاً بالملابس الداخلية فيعرف بقمل الجسم.

أعراض الإصابة بالقمل:

القمل طفيلى يعيش على امتصاص الدم ويسبب تهيج الجلد والشعور بحكة شديدة مما يدعو المصاب إلى الهرش وحك الجلد بصفة مستمرة. والقمل ينقل للإنسان بعض الأمراض مثل حمى التيفوس.

طريقة الإصابة بالقمل:

تنتشر بويضات القمل بسرعة بين أفراد الأسرة وكذلك بين التلاميذ فى المدارس بسبب الملامسة وجلوسهم بجوار بعضهم البعض.

الوقاية والعلاج:

1- الاهتمام بنظافة الرأس والجسم بالاستحمام المستمر بالماء والصابون.

2- عدم استعمال أمشاط وفرش وأدوات وملابس الآخرين.

3- عزل الطفل المصاب بالقمل وعلاجه.

4- نشر الوعى الصحى لمعرفة طرق الإصابة والوقاية من القمل.

الفصل الثامن

المناعـــة

تعرف المناعة بأنها قدرة الإنسان على مقاومة غزو الكائنات الدقيقة والمواد الغريبة الضارة.

والمناعة فى الجسم إما أن تكون طبيعية أو مناعة مكتسبة.

أ- المناعة الطبيعية:

المناعة الطبيعية هى المناعة التى خلقها اللـه سبحانه وتعالى فى الإنسان ويولد بها، وهى تتمثل فى الخواص الطبيعية الموجودة فى جسم الإنسان. وهذا الخواص الطبيعية تمثل خط الدفاع الأول للجسم، وهى:

1- الجلد الذى يغطى سطح الجسم بالكامل ويحميه من العوامل الخارجية.

2- الغشاء المخاطى الذى يبطن الأجهزة الداخلية للجسم والأنف والجهاز التنفسى.

3- الأهداب الموجودة فى الأنف والقصبة الهوائية، وهى تعمل على طرد الأتربة والإفرازات التى تعلق بها.

4- حامض الهيدروكلوريك الذى تفرزه خلايا المعدة، وهو يساعد على تطهير الغذاء من الميكروبات التى تدخل معه، وكذلك يقضى على الميكروبات التى يمكن أن تكون موجودة فى الطعام الذى يتناوله الإنسان.

والمناعة التى تقوم بها الأعضاء السابقة والتى تسمى خط الدفاع الأول، تسمى مناعة "غير متخصصة" أى أنها مناعة ضد كل الجراثيم والعوامل الضارة بالجسم. أما خط الدفاع الثانى للجسم فيتمثل فى جهاز المناعة الذى يهاجم الجراثيم والسموم التى اخترقت خط الدفاع الأول.

وجهاز المناعة فى جسم الإنسان يتكون من أعضاء وخلايا مختلفة تعمل بدقة متناهية لحماية الجسم من المؤثرات الضارة التى تدخل الجسم من الخارج مثل الجراثيم المختلفة سواء كانت فيروسات أو بكتريا أو فطريات أو طفيليات أو مواد ضارة موجودة فى الجو كالدخان والكيماويات والأتربة والمواد الملوثة، كما تقوم الخلايا المناعية بالتخلص من آلاف الخلايا السرطانية التى تنشأ فى أجسامنا فتحمينا من هذا المرض الخبيث.

الأعضاء التى يتكون منها جهاز المناعة:

يتكون جهاز المناعة فى جسم الإنسان من نوعين من الأعضاء هى:-

أ- أعضاء ليمفاوية أولية وهى الغدة التيموسية ونخاع العظم.

ب- أعضاء ليمفاوية ثانوية وهى الطحال والعقد الليمفاوية واللوز والذائدة الدودية.

وترتبط الأعضاء الأولية والثانوية بالدورة الدموية والدورة الليمفاوية التى تعمل كالطرق أو الممرات التى تسير فيها الخلايا المناعية لتتعقب الجراثيم والمواد الضارة بالجسم.

أنواع الخلايا المناعية:

يقوم جهاز المناعة بتكوين عدد من الخلايا المناعية تدافع عن الجسم ضد الجراثيم والمواد الضارة.

وتتكون هذه الخلايا فى نخاع العظم الذى يقوم بإفرازها حتى تتولى وظائفها المختلفة. وفيما يلى أربعة أنواع رئيسية من الخلايا المناعية:

1- الخلايا التائية (تى - ليمفو سايت)

تتكون هذه الخلايا فى نخاع العظم ثم تذهب إلى الغدة التيموسية حيث تمكث فترة ثم تخرج من الغدة التيموسية وعندها القدرة على المساهمة فى الدفاع عن الجسم بعدة طرق. فهناك خلايا تائية مساعدة وهى التى تقود خلايا جهاز المناعة، حيث

تساعد الخلايا الأخرى وتعطيها تعليمات مختلفة لتنشيطها حتى تقوم بوظيفة الحماية والوقاية. وهناك الخلايا التائية القاتلة التى تقوم بقتل الخلايا السرطانية والخلايا المصابة بالفيروسات. وهناك الخلايا التائية الكابتة التى تقوم بإيقاف عمل الخلايا المناعية الأخرى فى الوقت الذى لا يحتاج الجسم إليها حتى لا تتبدد طاقات الجسم بلا فائدة.

2- الخلايا البائية (بى – ليمفو سايت):

تتكون هذه الخلايا فى نخاع العظم وتكون جاهزة للعمل، ووظيفتها إفراز الإجسام المضادة التى تحاصر الجراثيم وتقتلها.

3- الخلايا الطبيعية القاتلة:

تتكون هذه الخلايا فى نخاع العظم ووظيفتها قتل الخلايا السرطانية والخلايا المصابة بالفيروسات، وهى أكثر فعالية من الخلايا التائية القاتلة.

4- الخلايا الإلتهامية (ماكرفاج):

تقوم هذه الخلايا بتنظيف الجسم من كل الجراثيم والملوثات وذلك بالتهامها ثم تقوم بعرض بقاياها على أسطحها حتى تنشط وتتحمس باقى الخلايا المناعية الأخرى للتخلص من هذه البقايا. كما تفرز هذه الخلايا بروتينات هامة تساعد الخلايا المناعية الأخرى فى إتمام وظائفها.

ب- المناعة المكتسبة:

هى المناعة التى يكتسبها الإنسان بعد الولادة عندما يتعرض لميكروبات بعض الأمراض المعدية، أو عندما يحصل الإنسان على أجسام مضادة عن طريق اللقاحات أو الأمصال. فالأطفال الذين يتم شفاؤهم من مرض الحصبة تكون لديهم القدرة على مقاومة الإصابة بفيروس الحصبة بعد ذلك ويقال أنه قد أصبح لديهم مناعة مكتسبة ضد الحصبة. وكذلك عندما يتم تطعيم الأطفال بلقاح شلل الأطفال تتولد عندهم مناعة مكتسبة ضدد الإصابة بفيروس شلل الأطفال دون أن يسبق لهم الإصابة بهذا المرض.

وتنقسم المناعة المكتسبة إلى نوعين: مناعة مكتسبة طبيعية ومناعة مكتسبة صناعية.

أ- المناعة المكتسبة طبيعياً:

هى المناعة التى تتولد فى الجسم عندما يتعرض لجراثيم المرض بطريقة طبيعية. فعندما تصاب الأطفال بفيروس الحصبة ثم يتم شفاؤهم، تتكون لديه مناعة مكتسبة طبيعياً ضد مرض الحصبة.

ب- المناعة المكتسبة صناعياً:

هى المناعة التى يكتسبها الجسم بعد حقنه إما بلقاح المرض أو بمصل المرض. واللقاح عبارة عن ميكروبات المرض حية أو مستضعفة أو ميتة، تحقن فى الجسم بكمية قليلة وتحثه على تكوين أجسام مضادة ضد المرض. أما المصل فهو عبارة عن أجسام مضادة جاهزة ضد مرض معين، تحقن فى الجسم وتدفعه لمقاومة المرض فى الحال.

ومن مميزات اللقاح أنه يكسب الجسم مناعة تستمر لفترة طويلة قد تبلغ عدد من السنوات، أما المصل فيعطى للإنسان فى حالة العلاج السريع وفى حالة انتشار الأمراض والأوبئة.

واللقاح يعطى على هيئة "تطعيم" للأطفال بعد الولادة فى أوقات محددة فى شهادة الميلاد أو أثناء "حملات التطعيم" التى تقوم بها وزارة الصحة وذلك للتخلص نهائياً من أحد الأمراض ومن أمثلة اللقاحات ما يلى: الجدرى – الدرن – شلل الأطفال ـ الحمى الشوكية ـ الحصبة.

ومن أمثلة الأمصال: المصل المضاد للدفتريا والتيتانوس والمصل المضاد لسموم الثعابين والعقارب.

الفصل التاسع

الإسعافات الأولية

تعريف الإسعافات الأولية:

الإسعافات الأولية هى أول مساعدة طبية يمكن إعطائها لشخص أصيب فى حادث أو وقع صريعاً لمرض مفاجئ حتى وصول الطبيب أو يتم نقله إلى المستشفى حتى يتلقى العلاج الطبى المناسب والمتخصص. وفى بعض الأحيان يتعرض التلاميذ داخل المدرسة لبعض الحوادث التى تستدعى الإسعاف الأولى، لذا يجب أن يعرف المدرسون والطلاب المبادئ الأساسية للإسعافات الأولية لكى يستطيعوا إسعاف الشخص المصاب فى الحالات الطارئة.

أهمية الإسعافات الأولية:

1- إنقاذ حياة المصاب وإبعاده عن مصدر الخطر، مثل حالات انهيار المنازل أو حادث سيارة أو حالات الحريق، أو الغرق، أو حالات التسمم بالغاز، أو حالات الصعق بالتيار الكهربائى.

2- إجراء الإسعافات الأولية اللازمة لإنقاذ الحياة، مثل التنفس الصناعى، أو تدليك القلب، أو إيقاف النزيف.

3- منع حالة المصاب من التدهور وتخفيف آلامه، وتجنب حدوث مضاعفات لإصابته، كما فى حالة كسور العظام والجروح.

4- توفير الراحة الجسمانية والنفسية للمصاب، والعمل على طمأنته وتهدئته ومنع الازدحام من حوله.

5- استدعاء سيارة الإسعاف إلى مكان الحادث حتى يمكن أن تنقل المصاب إلى أقرب مستشفى لتكملة علاجه.

محتويات شنطة الإسعاف:

يجب أن تتوافر فى المدرسة حقيبة للإسعاف، حجمها مناسب حتى يسهل حملها بسرعة لنجدة المصاب، وهذه الحقيبة تحتوى على ما يلى:

أولا: الأدوات:

يجب أن تحتوى حقيبة الإسعاف على الأدوات التالية:

1- ثرمومتر طبى لقياس درجة الحرارة.

2- مجموعة حقن من البلاستيك، معقمة، ذات أحجام تتراوح بين 1 سم – 10 سم.

3- جفت طبى وخافض لسان معدنى ومقص صغير للغيارات.

4- أربعة جبائر خشبية مقاس 7 × 50سم للكسور ورباط بلاستيك لإيقاف النزيف.

5- كاس بلاستيك لغسيل العين وقطن طبى وأربطة شاش وأربطة عادية، وقطع من القطن المغطى بالشاش من الوجهين، وغيارات للعين، وبكرة بلاستر، وخمسة دبابيس، وأربطة مختلفة فى العرض.

ثانياً: الأدوية:

1- المراهم: خمسة أنابيب مرهم خاص بالحروق – أنبوبة مرهم لحساسية الجسم – أنبوبتان مرهم مضاد حيوى للعين – أنبوبتان مرهم مضاد حيوى للجلد.

2- السوائل: زجاجة محلول بروتكتين غسيل للعين أو محلول بوريك – زجاجة كحول 30سم – صبغة يود 30سم – رجاجة ميكروكروم – زجاجة نشادر 30سم – زجاجة ماء أوكسجين.

3- النقط: زجاجة نقط مضاد للقىء – زجاجة لعلاج التقلصات والآلام – زجاجة كرمين نقط – زجاجة قطرة للعين – زجاجة للأنف.

4- الأقراص: علبة أقراص مضادة للمغص ـ علبة أقراص مضادة للحساسية ـ علبة أقراص ضد الإسهال.

5- الأمبولات: أمبولات لحالات التسمم – أمبولات مضادة للحساسية - أمبولات لعلاج النزف – أمبولات لعلاج حالات الصدمة الناتجة عن هبوط حاد فى الضغط – امبولات لعلاج المغص الحاد والكلوى.

ويراعى استعمال الأنبولات والأدوية تحت إشراف الطبيب المتخصص أو بمعرفته حتى لا ينتج عنها مضاعفات أو أضرار للشخص المريض.

الحالات التى يجب فيها نقل المصاب إلى مكان مأمون:

1- حالات تنقل للمستشفى فوراً، مثل حالات النزف الشديد التى تحتاج إلى نقل دم، وحالات الإغماء التى تعقب تناول بعض السموم والتى تحتاج إلى غسيل للمعدة، وحالات إصابة الرأس التى يعانى فيها المصاب من فقدان الوعى، لذا يجب الإسراع فى نقل هذه الحالات إلى المستشفى وإبعاد المصاب عن مكان الحادث.

2- حالات يتم نقلها إلى المستشفى خلال فترة معقولة يمكن خلالها إسعاف الإصابات البسيطة ويراعى أثناء نقل المصاب تجنب أى حركة تسبب آلامًا له، كما فى حالات كسور الفخذ.

3- حالات يكون فيها نقل المصاب بعناية وحرص أهم من الإسراع فى نقله إلى المستشفى، حيث يجب أن يراعى العناية الفائقة والنقل بهدوء والتحكم فى الأعصاب حتى لا تحدث مضاعفات، مثل حالات كسر العمود الفقرى، ففى مثل هذه الحالات يجب استدعاء سيارة الإسعاف لتنقل المصاب بطريقة سليمة.

تسلسل عمليات الإسعاف:

يجب التسلسل فى إسعاف المصاب وتحديد أولويات الإسعاف والبدء بالإسعافات الأولية الهامة أولاً، وذلك كما يلى:

1- إصابة الجهاز التنفسى أو انسداد مجرى التنفس أو توقف التنفس، هذه الحالات لها الأولوية فى الإسعاف، لذا يجب الإسراع فى عمل التنفس الصناعى وإخراج أى شئ يسد مجرى التنفس، وكذلك التأكد من سلامة القلب وسلامة النبض.

2- فى حالات النزف: يجب العمل فوراً على وقف النزف وتحديد نوعه قبل أى عمل أخر، ثم الكشف عن الجروح، ثم بعد ذلك يتم إسعاف حالات الإغماء .

3- فى حالات الكسور: تعتبر الكسور المضاعفة أخطر من الكسور البسيطة ولها الأولوية فى الإسعاف لذا يجب عمل الجبيرة المناسبة لهذه الكسور.

4- يجب تدفئة المصاب بواسطة بطانية أو ملابس ثقيلة ومحاولة تخفيف آلامه وطمأنته وعدم إخباره بشئ إذا كانت حالته خطيرة.

5- فى حالات القىء: يجب خفض رأس المصاب حتى لا تدخل أى سوائل فى المجرى التنفسى والرئتين.

6- فى حالات الإغماء: يجب معرفة سبب الإغماء فقد يكون ناتجاً عن صدمة فى الرأس أو نزيف بالمخ أو نتيجة تسمم.

7- يجب نقل المصاب إلى أقرب مستشفى أو استدعاء سيارة الإسعاف أثناء قيام الشخص المسعف بالكشف وإسعاف المصاب.

التطهير وأنواع المطهرات

التطهير وسيلة لقتل الميكروبات والجراثيم ومنع تكاثرها وذلك عن طريق استخدام المطهرات الطبيعية او المطهرات الكيماوية، كما يلى:

أ- المطهرات الطبيعية:

وتضمن استعمال الحرارة، ويمكن إستعمالها بإحدى الطرق الآتية:

1- البخار: ينتج من غلى الماء. فمن المعروف أن الماء يغلى عند°100 درجة مئوية، وترتفع درجة الغليان أكثر من °100 درجة مئوية عند تغطية سطح الإناء حيث ترتفع إلى حوال من °130 درجة مئوية. ولذلك يمكن غلى الماء فى اسطوانات

معدنية نحاسية بعد تغطيتها وتعريض الأشياء المراد تطهيرها إلى البخار المتصاعد بعد غليان الماء، وتكفى درجة حرارة البخار إلى قتل الميكروبات. وتستعمل هذه الطريقة لتطهير الملابس والمراتب والأغطية والملاءات، وكذلك الأربطة والغيارات وفوط الأطباء.

2- الحرق: تستعمل هذه الطريقة للتخلص من الأشياء التى لا نحتاجها، وتكون عرضة للتلوث ووسيلة لنشر العدوى، مثل الغيارات المستعملة والجرائد والمجلات التى يستعملها المرضى.

ب- المطهرات الكيماوية:

تستخدم المطهرات الكيماوية لتطهير الأشياء التى تفسد بالحرارة، مثل تطهير الأيدى والترمومترات والحقن والمشارط والآلات الجراحية ومواضع العمليات الجراحية وأماكن الجروح بالجسم، وكذلك تطهير الحجرات ودورات المياه من الحشرات المختلفة. ويستخدم لهذا الغرض مطهرات مختلفة مثل الفينول وصبغة اليود وبودرة السلفا ومحلول السليمانى وغيرها من المطهرات المختلفة.

التعقيم

التعقيم هو قتل الميكروبات ومنع النمو البكتيرى. والشخص المسعف يجب عليه تعقيم يديه وغسلها بواسطة أحد المحاليل المطهرة، مثل ديتول 10% ويمكن أن يلبس قفاز من المطاط المعقم، كما يجب عليه قص أظافر يديه.

وسائل التعقيم:

1- جهاز البخار المضغوط "أوتوكلاف": فى هذا الجهاز ترتفع درجة الحرارة إلى 120 درجة مئوية لمدة 15 دقيقة، ويستعمل لتعقيم الآلات الجراحية والحقن.

2- الماء المغلى فى وعاء له غطاء محكم، ويمكن إضافة بيكربونات الصوديوم بنسبة 2% لرفع درجة غليان الماء لمدة 15 دقيقة، لكن هذه الطريقة لا تستعمل فى حالة الآلات المصنوعة من الألومنيوم أو المطاط، لأن الصودا تؤدى إلى تلفها.

3- صوانى الألومنيوم التى تُسخن بالكهرباء: تستخدم لتعقيم الآلات والأدوات الجراحية مثل المقصات والمشارط والإبر، وتوضع هذه الأدوات فى درجة حرارة 160 درجة مئوية لمدة ساعة.

4- فرن الهواء الساخن الذى تصل درجة الحرارة فيه إلى 160 درجة مئوية لمدة أربع ساعات.

5- السوائل المطهرة مثل الليزول النقى لمدة 3 دقائق أو 10% لمدة ساعة، أو محلول الفورمالين فى كحول بنسبة 14% لمدة 18 ساعة، مع ملاحظة غسلها بالماء المقطر المعقم قبل استعمالها حتى لا تؤدى إلى حدوث التهابات بالجسم بسبب استعمال المواد السابقة. وبعد تعقيم الآلات توضع فى طبق معقم وتغطى بغطاء سميك معقم منعاً لإعادة تلوثها.

النزيف

النزيف هو فقدان الجسم لكمية من الدم سواء خارج الجسم أو داخل الجسم نتيجة جرح سطحى أو جرح فى أنسجة الجسم الداخلية.

أنواع النزيف:

أ- أنواع النزيف بالنسبة للوعاء النازف:

1- النزف الشريانى:

هو خرج الدم من أحد الشرايين، وهو أخطر أنواع النزف، لأن الشريان يبقى مفتوحاً، وينتج عن ذلك خروج دم أحمر فاتح يتدفق بقوة.

2- النزف الوريدى:

هو خرج دم أحمر داكن من أحد الأوردة، وهو يخرج على شكل سيلان خفيف مستمر.

3- النزف الشعيرى:

وهو ليس خطيراً لأن الشعيرات الدموية ضيقة وصغيرة، ولذلك يسهل انسداد الجرح، ويخرج الدم على شكل تيار خفيف مستمر.

ب- أنواع النزيف بالنسبة لموضع الجرح:

1- النزيف الخارجى: وهو خروج الدم خارج الجسم بحيث يمكن رؤيته والإحساس به.

2- النزيف الداخلى، وهو نوعان:

أ- نزيف داخلى حقيقى: وهو خروج الدم من بين الأنسجة الداخلية للجسم أو داخل تجويف البطن، وهو لا يرى بالعين، ولكن يعرف عن طريق أعراض وعلامات خاصة.

ب- نزيف داخلى يخرج للخارج: وهو خروج الدم من داخل الجسم إلى الخارج من إحدى الفتحات الطبيعية كالفم والأنف والأذن والشرج.

أعراض النزيف:

1- فى حالة النزيف الخارجى، يلاحظ خروج الدم من مكان الجرح، وتتوقف شدة وكمية الدم المتدفق على نوع النزيف. ويلاحظ اصفرار لون المصاب، وكذلك تزداد سرعة النبض ثم يضعف، وكذلك ازدياد سرعة التنفس.

2- فى حالة النزيف الداخلى، يلاحظ تجمع الدم فى أحد تجاويف الجسم مثل الصدر أو البطن. ويصبح لون المصاب أصفر، كما يشعر المصاب بالعطش وتتسع حدقتا عيناه، وتزداد سرعة تنفسه وسرعة نبضه، ثم تضعف قوة النبض ويعقب ذلك آلام حادة فى أماكن تجمع الدم. وتتدهور حالة المصاب اذا لم يتم علاجه بسرعة، وقد تحدث له حالة اغماء اذا لم يتم إسعافه بسرعة.

3- فى حالة نزيف الأنف، يلاحظ خروج الدم من الأنف وقد يبلعه المصاب أو يخرج من الحلق أو مع البصاق.

إسعاف النزيف:

أ- إسعاف النزيف الخارجى:

يجب توفير الراحة التامة للمصاب وتزويده بالأكسجين والمواد التى توقف النزف مثل فيتامين ك، وكذلك تشجيعَهُ على تناول المهدئات مثل الفاليوم.

وتستخدم الطرق التالية لوقف النزيف:

1- الضغط المباشر على مكان النزف فى اتجاه العظم.

2- رفع الطرف النازف لأعلى، فوق مستوى القلب مما يقلل كمية الدم التى تصل إلى الجرح، فيساعد ذلك على تكوين الخثرة وتوقف النزف. ويجب خفض الرأس إلى مستوى أسفل القلب لضمان وصول الدم إلى المخ.

3- الضغط على الشريان الرئيسى المغذى لمنطقة النزف، ويتطلب ذلك معرفة أماكن الشرايين الرئيسية التى يجب الضغط عليها:

أ- فى حالة نزف الجبهة والرأس: يمكن الضغط على الشريان الصدغى أمام الأذن مباشرة.

ب- فى حالة نزف الرقبة والرأس: يمكن الضغط على الشريان السباتى بجانب القصبة الهوائية مباشرة فى الفجوة المجاورة للقصبة الهوائية.

ج- فى حالة النزف بالطرف العلوى: يمكن الضغط على الشريان العضدى.

د- فى حالة النزف بالطرف السفلى: يجب الضغط على الشريان الفخذى عند تجويف الفخذ.

هـ- فى حالة النزف بالكتف أو الإبط أو خلف الذراع: يجب الضغط خلف الترقوة بالإبهام.

4- وإذا لم يقف النزف بالطرق السابقة، يمكن استعمال العاصبة أو التورنيكية ويراعى الدقة والعناية عند استعمالها.

5- وبعد ذلك يمكن وقف النزف إما بالكى الكهربائى أو بخياطة الأوعية الممزقة.

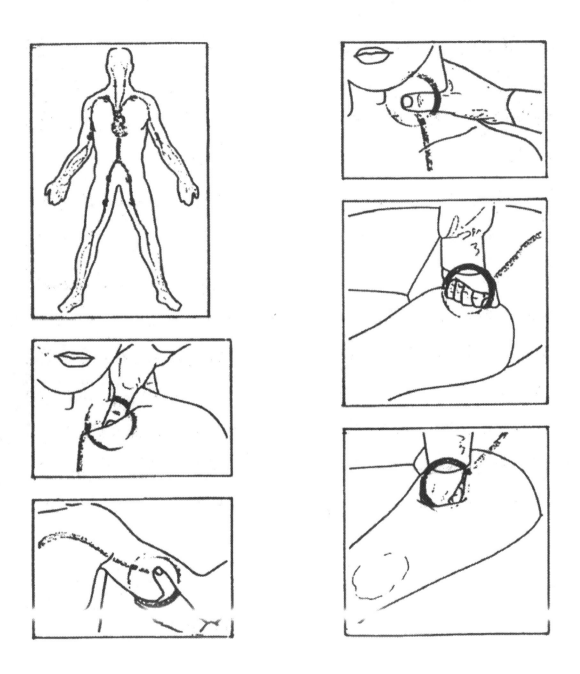

أماكن الضغط على الشرائين الرئيسية لوقف النزيف

ب- إسعاف النزيف الداخلي:

يجب رفع ارجل السرير الذي ينام عليه المصاب بكتل خشبية، ويجب تدفئة جسم المصاب، ووضع ثلج على قدميه ويديه، وأحياناً يتم ربط القدمين ويعلقان لأعلى حتى يتم توفير الدم للمخ. ويلاحظ عدم إعطاء المصاب أي منبهات لأنها تزيد من شدة النزف، بعد ذلك يزود المصاب بالسوائل بكثرة والعمل على استمراره دافئاً بالفراش، كما يتم تزويده بالدم وكذلك فيتامين "ك" وكالسيوم، كما يجب تزويد المصاب بالحديد وفيتامين سي وفيتامين ب 12.

الرعاف

الرعاف هو كل نزيف دموي يحدث من داخل أحد الأوعية الدموية الموجودة في الأنف، لأن هذه الأوعية، وخاصة الموجودة في وترة الأنف (الحاجز بين فتحتي الأنف)، يغطيها غشاء مخاطي رقيق، ولذلك فهي عرضة للتمزق لأقل رضة أو إصابة.

أسباب الرعاف:

1- حدوث ثقب في وترة الأنف، إما بسبب إدخال أداة أو أظفر اليد، أو حدوث ضربة أو صدمة أو كدمة للأنف.

2- الإصابة ببعض الأمراض مثل الأنفلونزا والحصبة والحمى الرئوية وارتفاع ضغط الدم.

3- اضطراب عملية تخثر الدم كما في حالة مرض الهيموفيليا أو نقص عوامل تخثر الدم.

إسعاف الرعاف:

1- الضغط بالإبهام على قاعدة الأنف من الجهة النازفة والمنطقة بين الحاجبين لمدة 5 – 10 دقائق.

2- وضع قطعة ثلج على الأنف وماء ساخن على الأطراف.

3- وضع قطعة شاش مبللة بالأدرينالين 1%، وكزيلوكايين 2% فى فتحة المنخار النازفة، ثم تضغط لمدة 10 دقائق.

4- بعدتوقف النزف يتم كى المنطقة النازفة بلؤلؤة نترات الفضة أو بحقن الكروم وتجفف الوترة بعد الكى الكيماوى حتى لا يسيل المحلول الكيماوى إلى مناطق أخرى.

5- إذا لم يتوقف النزف بعد الضغط عليه يمكن اللجوء إلى الكى الكهربائى.

6- يجب توفير الراحة للمصاب والعمل على وضع الرأس بطريقة تمنع نزول الدم من الأنف وكذلك عدم رجوعه إلى التجويف الفمى للمصاب.

الجروح

تحدث الجروح نتيجة اصطدام جسم الإنسان بجسم صلب مما يؤدى إلى تمزق الجلد والأنسجة وبعض الأوعية الدموية. وتؤدى الجروح فى معظم الأحيان إلى النزيف الدموى وتهتك الأنسجة فى منطقة الجرح.

أنواع الجروح:

أولاً: أنواع الجروح حسب تأثيرها على سطح الجسم:

1- جروح سطحية، وهى الجروح التى تسبب تهتكًا للجلد والأغشية المخاطية.

2- جروح عميقة وهى الجروح التى تصيب الطبقات الداخلية من الجلد وما تحت الجلد كالعضلات والأوتار والأعصاب والأوعية الدموية والعظام والأحشاء الداخلية.

3- جروح مفتوحة: وهى الجروح التى يحدث فيها تمزق للجلد والأغشية المخاطية، وهى جروح تكون معرضة للالتهابات والتلوث.

4- جروح مغلقة: وهى التى تصيب الأنسجة الداخلية دون أن يحدث معها تمزق فى الجلد أو أذى خطير للأحشاء رغم مظهرها الخارجى البسيط.

ثانياً – أنواع الجروح تبعاً لمدى تأثيرها على أنسجة الجسم المختلفة:

1- السحجات والخدوش: تحدث نتيجة لاحتكاك سطح الجسم بسطح خشن وصلب مما يؤدى إلى حدوث تمزقات سطحية للجلد وهى غير منتظمة فى مساحتها أو مدى عمقها ويحدث رشح دموى للخارج.

2- الرضوض والكدمات: هى جروح تحدث نتيجة تعرض الجسم للضرب بالعصا أو الحجارة أو السقوط على جسم صلب، ولا يحدث فى هذه الجروح تمزق لنسيج الجلد ولكن يتراكم الدم تحت الجلد مكوناً بقع زرقاء أو ورم دموى.

3- الجروح القطعية: وتنتج بسبب الإصابة بآلة حادة مثل السكين أو الموسى وقد ينشأ عنها تقطع الأوتار والأعصاب والأوعية الدموية، وهى أشد الجروح نزفاً ويلاحظ أن حافة الجرح منتظمة ولا يصاحبها كدمات.

4- الجروح التهتكية: وهى جروح بحواف مشرشرة غير منتظمة، تنتج عن الإصابة بآلة غير حادة أو من السقوط على سطح خشن، ويصاحبها خروج دم.

5- الجروح النافذة: تحدث هذه الجروح بسبب الإصابة بآلة مدببة مثل السيف أو الخنجر أو الأعيرة النارية. وفتحة الجرح النافذة تكون صغيرة لكنها عميقة ويصاحبها عادة نزيف داخلى بالصدر أو البطن وتكون سهلة التلوث. وتتوقف خطورتها على مدى إصابة الأجهزة الداخلية مثل القلب أو الرئتين أو الأمعاء أو الطحال.

6- الجروح المسممة: وهى تحدث بسبب لدغ الحشرات السامة أو لدغ العقارب أو عض الثعابين، كما يمكن أن تحدث الجروح السامة بسبب عض القطط أو الكلاب حيث يتلوث الجرح بعد العض.

الإسعافات الأولية للجروح:

1- فى البداية يجب على الشخص المسعف أن يغسل يديه جيداً ويعقمها حتى لا يحدث تلوث والتهاب للجروح الموجودة بجسم المصاب.

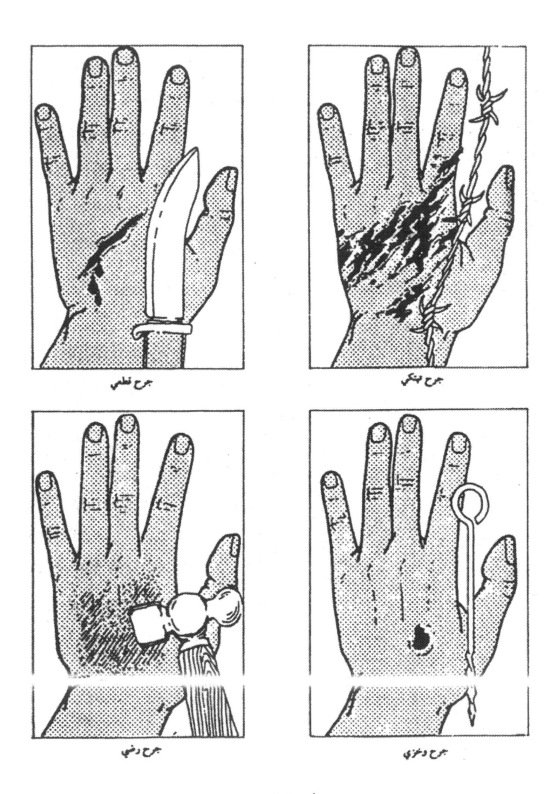

جرح تهتكي

جرح قطعي

جرح وخزي

جرح رضي

أنـــواع الجـــروح

2- إذا كان الجرح مصحوباً بنزيف دموى، فيجب أولاً إيقاف النزيف بإحدى الطرق المذكورة فى إسعاف النزيف.

3- يتم نزع الشعر، إن وجد فى مكان الجرح.

4- يجب محاولة إخراج ما بداخل الجرح من أجسام غريبة، لأن ذلك يمكن أن يؤدى إلى تمزيق الأوعية الدموية والأعصاب، مما يزيد من خطورة مضاعفات الجرح.

6- يوضع على الجرح شاش معقم، ويربط الجرح برباط خفيف، ثم ينقل المصاب إلى المستشفى لإتمام علاج الجرح.

7- فى حالة حوادث السيارات والآلات التى يصاحبها تهتك شديد بأنسجة المصاب، يجب لف العضو المصاب بغطاء كثيف معقم، وإذا حدث نزيف يجب محاولة وقف هذا النزيف، ثم ينقل المصاب إلى المستشفى.

8- فى حالة الجروح المسممة (اللدغ أو العض)، يجب غسل الجرح جيداً بمحلول مطهر، ويربط أعلى الجرح فوق العضة أو اللدغة، ثم يطهر بمشرط حاد أو موسى جديد ويتم التشريط حول الجرح، ثم يعصر الجرح لإخراج أكبر كمية من السموم الموجودة بمكان الجرح. بعد ذلك ينقل المصاب إلى المستشفى لإعطائه المصل الواقى الخاص بنوع السم، وكذلك يحقن بمصل مضاد للتلوث الناتج عن اللدغ أو العض.

الحروق

الحروق عبارة عن إصابات تنشأ عن الاحتراق بالنار واللهب أو عند لمس أو مسك معدن ساخن وملتهب، أو انسكاب ماء أو سائل ساخن جداً أو مادة كيميائية حارقة، على الجسم. وقد تتسبب الكهرباء فى حدوث حرائق أيضاً، مثل الماس الكهربائى الذى يمكن أن يصيب الإنسان القريب منه.

أنواع الحروق:

تقسم الحروق تبعاً لدرجة وشدة الحرق وكذلك تبعاً لمساحة الجزء المحروق بالنسبة إلى مساحة الجسم، كما يلى:

أولاً- درجات الحروق تبعاً لدرجة إصابة الجسم:

1- حروق الدرجة الأولى: وهى الحروق التى تصيب الطبقة السطحية للجلد وأعراضها احمرار الجلد والتورم البسيط والشعور بالألم، وهى لا تترك أثراً بعد شفائها.

2- حروق الدرجة الثانية: وهى الحروق التى تصيب الطبقة السطحية والطبقة الداخلية للجلد، وأعراضها احمرار الجلد، وظهور الفقاقيع المائية بالجلد، والشعور بالألم الشديد، وتورم وانتفاخ الجلد.

3- حروق الدرجة الثالثة: هى الحروق التى تصيب الطبقة السطحية والطبقة الداخلية للجلد، وكذلك الأنسجة الموجودة تحت الجلد ونهايات الأعصاب، وقد تصل إلى العظم، وأعراضها تفحم الجزء المحروق.

ثانيًا: أنواع الحروق حسب مساحة الجزء المحروق من سطح الجسم:

كلما زادت مساحة سطح الجسم المحروق كلما زادت خطورة الحريق. فإذا وصلت نسبة سطح الجسم المحروق أكبر من 10% من سطح الجسم، فإن المصاب تكون حالته خطيرة جداً ويجب إسعافه فوراً ونقله إلى المستشفى حتى لا يتعرض للوفاة. أما إذا كانت نسبة الجزء المحروق من سطح الجسم أقل من 10%، فإن الحرق يعتبر بسيطاً ويسهل إسعافه وعلاجه.

ولتقدير مساحة الحروق بالجسم، يمكن استعمال النسب التالية:

الرأس والرقبة 9% من مساحة سطح الجسم، كل طرف علوى يساوى 9% من مساحة سطح

تساوى 1%.

الإسعافات الأولية للحروق:

1- أبعاد المصاب عن مصدر الحريق فى الحال. وحتى لا تزداد حالته سوءاً يجب إجراء ما يلى:-

أ- إذا كانت النار مشتعلة بملابس المصاب، يجب إلقاء المصاب على الأرض بسرعة ثم يوضع عليه بطانية أو يسكب عليه كمية كبيرة من الماء، أو يوضع عليه مسحوق إطفاء النار الجاف، إذا كان متوفراً فى مكان الحادث. والطرق السابقة لإطفاء النار هامة جداً لإنقاذ حياة المصاب لأنها تعمل على عدم انتشار النار فى ملابس المصاب أو فى جسمه.

ب- تبريد المنطقة المحروقة من جسم المصاب وذلك برشها بالماء البارد.

2- فى حالة حروق الدرجة الأولى، ينظف الحرق بمحلول ملحى متعادل ويغطى الحرق بأحد المراهم الخاصة لعلاج الحروق، ويغطى بغيار نظيف معقم وبه مضاد حيوى، غير لاصق، ويربط لمدة أسبوع.

3- فى حالة حروق الدرجة الثانية: تعامل المساحات الصغيرة مثل إسعاف حروق الدرجة الأولى، أما المساحات الكبيرة فتعامل مثل حروق الدرجة الثالثة.

4- فى حالة حروق الدرجة الثالثة: يعالج المصاب من الصدمة أولاً، وذلك بتهدئته وإعطائه دواء مهدئ لتقليل الألم والعمل على عدم تعرضه للهواء، ونقله فوراً إلى المستشفى لتزويده بالمحاليل اللازمة والبلازما. وبعد ذلك يتم تنظيف المنطقة المحروقة بمحلول ملحى متعادل أو مضاد حيوى أو مرهم للحروق. وتكرر هذه العملية كل 12 ساعة حتى تجف المنطقة المحروقة، وهناك طريقة ثانية لإسعاف المنطقة المحروقة وهى عن طريق تنظيفها وتطهيرها بواسطة المضاد الحيوى ومراهم الحروق ثم تغطى بغيار معقم غير لاصق، لمدة أسبوع دون غيار حتى تنمو الأنسجة وتلتئم فى منطقة الحرق.

الحروق الكيميائية:

وهى الحروق الناتجة عن إصابة الجسم ببعض المواد الكيميائية كالأحماض المركزة (حامض الكبريتيك وحامض النيتريك وحامض الهيدروكلوريك) أو القلويات الشديدة مثل هيدروكسيد الصوديوم أو هيدروكسيد البوتاسيوم.

وتتصف هذه الحروق بأنها آكله وناخرة للجسم وعميقة وحروق الأحماض أشد خطورة من حروق القلويات.

إسعاف الحروق الكيميائية:

1- يتم غسل مكان الحرق بكمية كبيرة من الماء الجارى بسرعة ولمدة خمس دقائق حتى يتم إزالة المادة الكيماوية تماماً.

2- معادلة المادة الكيماوية بعد الغسيل، ففى حالة الحروق بالأحماض، يوضع محلول الخل أو حامض الخليك، ولا يستعمل الخل فى حالة حروق العين.

3- فى حالة الحروق البسيطة، يتم رش مكان الحرق بمضاد حيوى ثم يغطى بغيار نظيف معقم وغير لاصق ومبلل بالفازلين، ثم يلف بشاش.

4- فى حالة الحروق الكيماوية الكبيرة يجب إجراء ما يلى:

أ- تهدئة المصاب وإعطاؤه مهدئ كالفاليوم.

ب- تزويد المصاب بالأكسجين وكذلك مادة لتسكن الألم.

ج- منع حدوث الصدمة للمصاب وذلك بإعطائه السوائل والأملاح.

د- منع تلوث الحرق وذلك بتنظيفه وتطهيره ثم تغطيته بغيار معقم.

هـ- إعطاء المصاب مصل مضاد للتيتانوس ومضاد حيوى.

و- عدم وضع الماء البارد والثلج على المساحات الواسعة من الأجزاء المحترقة من الجسم.

ز- ينقل المصاب فوراً إلى المستشفى.

الكسـور

الكسر هو انفصال أو تفرق العظم جزئياً أو كلياً.

ويمكن تقسيم الكسور إلى قسمين: هما الكسر التام أو الكلى والكسر غير التام أو الجزئى.

أولا- الكسر التام: ويشمل الأنواع التالية:

1- الكسر البسيط: وهو الكسر غير المصحوب بجرح، أى يكون فيه الجلد سليماً.

2- الكسر المركب: ويكون فى أكثر من مكان واحد.

3- الكسر المفتت: وهو كسر العظم إلى عدة أجزاء صغيرة تسمى شظايا.

ثانيا: الكسر غير التام أو الجزئى: ويحدث كما يلى:

1- كسر للعضو فى جهة ويحدث انثناء من الجهة الأخرى ويحدث غالباً فى الأطفال.

2- كسر مشقق ويحدث بسبب مرور طلقة نارية فى العظم أو شظية دون أن ينفصل إلى جزأين.

أعراض الكسور:

يمكن تشخيص الكسر إذا حدث بعض الأعراض التالية:

1- الصدمة العصبية (اصفرار الوجه – عرق بارد – دوخة).

2- ألم شديد فى العضو المصاب ويزداد الألم عند لمس العضو.

3- تشوه العضو المصاب كحدوث انحناء أو التواء أو قصر للعضو المصاب.

4- فقدان حركة العضو جزئياً أو كلياً.

5- حدوث صوت قرقعة أو خشخشة عند تحريك العضو المكسور.

6- يفقد العضو وظيفته، فمثلاً فى حالة كسر عظم الفخذ لا يستطيع المصاب المشى.

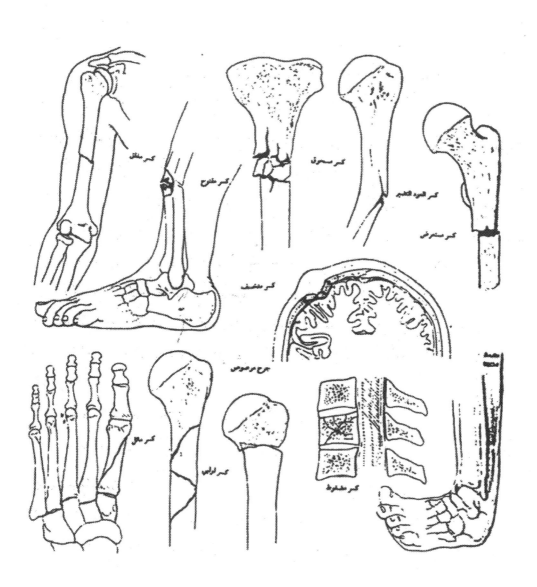

أنـواع الكسـور

7- ورم وانتفاخ حول الكسر وتغير لون الجلد بسبب تجمع الدم.

8- قصر طول العضو المصاب.

أسعاف الكسور:

1- يجب عدم إزالة الملابس إلا بالقدر اللازم للعلاج فى حالة وجود جرح.

2- تفك الأزرار والملابس الضيقة حول العنق والصدر.

3- إيقاف النزيف إن وجد فوراً.

4- علاج الصدمة وتخفيف الألم قبل معالجة الكسر.

5- إذا حدثت جروح يجب تطهيرها وتضدميدها.

6- عدم تحريك المصاب حتى لا يتضاعف الكسر.

7- تثبيت العضو المكسور بأى جبيرة مناسبة لأن حركته تسبب ألماً وصدمة وربما مضاعفات خطيرة.

8- فى حالة كسور العمود الفقرى: يتم تشخيصها عندما يفقد المصاب الإحساس عند المنطقة أسفل السرة، كما يحدث شلل الساقين وكذلك النصف الأسفل من الجسم. ويجب نقل المصاب بسرعة وعناية إلى أقرب مستشفى ويجب عدم تحريك العمود الفقرى، والعمل على إبقاء المصاب على الوضع الذى وجد عليه وعدم تحريكه، وعلاج النزف والجروح.

وإذا كان هناك ضرورة من تحريك المصاب، فجيب أن يحمل فى الوضع الموجود عليه بمساعدة أربعة أشخاص، مع عدم تحريك العمود الفقرى.

9- فى حالة كسر عظام الحوض: يتم تشخيص هذا الكسر عندما يفقد المصاب القدرة على الوقوف أو تحريك قدميه بسهولة، ويزداد الألم بالضغط على الحوض من الجانبين. ويتم نقل المصاب بسرعة إلى المستشفى فى وضع مستريح بحيث يكون مستلقياً على ظهره، ثم يتم لف الحوض بملاءة ويربط باحتراس عند الفخذين والساقين.

10- فى حالة كسر عظام الساق: تعالج الجروح أولاً ثم توضع جبيرة حول الساق تبدأ من أعلى مفصل الركبة وحتى القدم، ويتم ربطها بخمسة أربطة بعيداً عن موضع الكسر.

11- كسور الأضلاع: يلف الصدر برباط عريض ضاغط وذلك بعد أن يأخذ المصاب شهيق عميق، ثم يتم لف الرباط أثناء الزفير ويتم الربط فى الجهة السليمة من الصدر.

12- كسور عظم العضد: يتم ثنى الذراع، ويتم إحضار أربع قطع خشبية طولها مناسب وتوضع حول العضد من الأمام والخلف والجانبين، ويتم ربطها فى موضعين أعلى وأسفل الكسر ثم يعلق الذراع بالعنق، ويتم حبس الشريان الكعبرى.

13- كسور الساعد والرسغ: يتم ثنى الذراع وتوضع أنبوبة على جانبه القريب وتوضع جبيرة أخرى على الجانب البعيد وتمتد من المرفق وحتى قاعدة الأصابع.

وتربط الجبيرتان برباطين أحدهما فوق الكسر والأخرى على شكل حرف "8" حول الرسغ على أن يبقى الإبهام خارج الربط، ثم يتم تعليق الذراع برباط.

الإغماء

الإغماء: هو قصور فى الحالة الطبيعية لليقظة التامة تؤدى إلى فقدان مؤقت للوعى يستمر لفترة قصيرة، ثم يستعيد المصاب وعيه. وفى بعض الأحيان تستمر حالة فقدان الوعى فترة طويلة ولا يستطيع المصاب الإستجابة لأى مؤثر خارجى.

أسباب الإغماء:

1- انخفاض ضغط الدم، ويحدث عند المرضى ذوى الضغط المنخفض، وتتميز هذه الحالة بالهبوط المفاجئ وسرعة استعادة الوعى مرة أخرى.

2- الهبوط العام: يحدث بسبب الإجهاد والضعف العام بعد فترات طويلة من

المرض بدون اهتمام بالعلاج. والإغماء فى هذه الحالة قد يستمر لمدة عشرة دقائق ويحدث اصفرار فى وجه المصاب ويخرج من وجهه عرق غزير ويكون تنفسه سريع ونبضه ضعيف.

3- الصدمة العصبية: تحدث نتيجة الآلام الشديدة بالجسم خاصة عقب الإصابات الشديدة مثل الكسور وحالات النزف الشديد. والآلام التى تعقب الحروق، وهذه الحالة أعراضها تشبه الهبوط العام.

4- ارتجاج المخ: تحدث هذه الحالة عند إصابات الرأس، ويصاحبها كسور فى عظام الجمجمة، ويلاحظ أن المصاب يحدث له الإغماء فوراً عقب الإصابة ويكون نبضه ضعيفاً وتنفسه سريعاً، ويلاحظ اتساع حدقتى العينين.

5- نقص كمية السكر فى الدم: تحدث هذه الحالة بعد تناول كميات كبيرة من الإنسولين أو عقب فترات طويلة من الجوع. وفى هذه الحالة يشعر المصاب بالضعف العام والهزال والشعور بالجوع وارتعاش الأطراف ويصاحب ذلك عرق غزير واضطرابات فى ضربات القلب.

6- أسباب مرضية: يحدث الإغماء نتيجة سبب مرضى أو قصور فى أحد وظائف الجسم المختلفة وذلك بسبب الحالات التالية:

أ- زيادة نسبة السكر فى الدم:

وأعراض هذه الحالة هى تصاعد رائحة أسيتون من فم المصاب وحدوث آلام بالبطن وقئ وجفاف بالجلد، وتكون عيناه غائرتان وتنفسه سريع وعميق.

ب- التسمم البولى: يحدث بسبب قصور فى وظائف الكلى، ويحدث اصفرار للوجه وتقلصات عضلية ونزيف فى العينين.

ج- قصور فى وظائف الكبد: ويحدث بسبب إدمان المشروبات الكحولية. فى هذه الحالة يحدث تورم فى بطن المصاب وضعف فى جسمه.

د- الصرع: ويحدث لمرضى الصرع، حيث يحدث للمصاب بعض التشنجات

والحركات غير الإرادية للذراعين والساقين وعضلات الفك ثم يفقد المصاب وعيه.

هـ- أمراض الجهاز الدورى: مثل ارتفاع ضغط الدم الحاد، أو حدوث نزيف بشرايين المخ أو الجلطة، وفى هذه الحالات لا يحدث الإغماء مباشرة ولكن بعد فترة من الإصابة.

إسعاف الإغماء:

أولاً: إنقاذ الحياة:

1- يجب إسعاف التنفس أولاً، وإزالة أى شئ يسد مجرى التنفس، والعمل على تنظيف الفم من بقايا الطعام أو القىء أو الدماء أو الأسنان الطبيعية الساقطة.

2- يجب وقف النزيف، بالطرق المختلفة لإسعاف النزيف.

3- يوضع المصاب فى وضع الإغماء، وهو إرقاد المصاب على أحد الجانبين بحيث يكون الطرفان السفلى والعلوى الملامسان للأرض ممدودان، أما الطرفان السفلى والعلوى البعيدان عن الأرض فيوضعان مثنيان عند مفصل الركبة والمرفق على التوالى مع وضع الرأس مباشرة على الأرض ووضع الوجه فى اتجاه هذين الطرفين.

ثانياً: منع حالة المصاب من التدهور:

وذلك بإسعاف الكسور، عن طريق وضع الجبيرة المناسبة ثم ينقل المصاب بسرعة إلى المستشفى.

ثالثاً: يجب إبقاء المصاب فى أفضل حالة صحية ممكنة، كما يلى:

1- توفير الراحة الجسدية والنفسية للمصاب ووضعه فى "الوضع المناسب للإغماء"، كما يجب فك الملابس الضيقة من حول وسط المصاب ورقبته وصدره.

2- يجب عدم إعطاء المصاب المغمى عليه أى شئ بالفم.

3- يغطى المصاب ببطانية واحدة.

4- عدم محاولة إيقاظ المصاب المغمى عليه برش الماء البارد على وجهه أو بالربت على خده لأن ذلك مضيعة للوقت وقد يؤذى المصاب.

رابعاً: نقل المصاب بسرعة إلى المستشفى:

بعد التأكد من أن جميع الإصابات الجسمية قد تم إسعافها يجب نقل المصاب إلى المستشفى.

الاختناق

الاختناق هو احتباس التنفس وعدم حدوث عملية الشهيق والزفير

أسباب الاختناق:

1- انسداد مجارى التنفس كما يحدث فى حالات الغرق، حيث تمتلئ الرئتان بالماء أو الأعشاب أو الطحالب.

2- دخول أجسام غريبة داخل القصبة الهوائية، تمنع عملية التنفس.

3- عدم توفر الأكسجين الكافى لعملية التنفس.

4- الضغط الخارجى على الرقبة، كما فى حالات الخنق، أو الضغط الشديد على الصدر كما فى حالة سقوط أحمال ثقيلة على الصدر.

5- الإصابة بمرض الدفتيريا الذى يؤدى إلى حالات الاختناق.

6- الصدمات الكهربائية التى تسبب شللاً لمركز التنفس فى المخ.

أسعاف الاختناق.

هناك مبادئ أساسية يجب معرفتها لإسعاف المصاب قبل الدخول فى تفاصيل كل حالة على حدة، وأهم هذه العوامل هى:

1- نقل المصاب إلى مكان جيد التهوية من أى غازات سامة وغير صالحة لعملية التنفس، وإبعاده عن مصدر الخطر الذى أدى إلى حدوث الاختناق.

2- إزالة أى مواد غريبة موجودة فى مجارى التنفس قد تمنع أو تكون سبباً فى عدم إتمام عملية التنفس مثل الطين والطحالب والمياه والأسنان الصناعية أو الأسنان الطبيعية الساقطة، وجذب اللسان إلى الأمام فى حالة سقوطه للخلف.

3- إزالة أى ضغط خارجى أو ملابس ضيقة تعوق حركة عضلات الصدر.

وفيما يلى إسعاف بعض حالات الاختناق:

أ- إسعاف اختناق الغرق:

1- يجب فك ملابس المصاب أو تمزيقها وخاصة الملابس الموجودة حول الصدر والرقبة ويجب إزالة أى أجسام غريبة تكون داخل الفم أو الحلق.

2- يطرح المصاب أرضاً على وجهه مع ملاحظة وضع الوجه على أحد الجوانب ثم يطرد الماء الموجود برئتيه بالضغط براحة اليد على أسفل الصدر فى اتجاه الرأس.

3- تجرى للمصاب عملية تنفس صناعى.

4- بعد أن يرجع المصاب إلى وعيه، يجب إعطاء المصاب المنبهات والمشروبات الساخنة.

ب- إسعاف اختناق الخنق:

كما فى حالات ربط العنق أو الانتحار بالشنق، وفى هذه الحالة يجب قطع الحبل أو الأداة المستخدمة فى الخنق فوراً ثم يجب أن يتم فك الملابس الضيقة حول الصدر والرقبة بعد ذلك يتم عمل التنفس الصناعى حتى تتم عملية التنفس بانتظام، ثم يتم نقل المصاب إلى المستشفى.

ج- إسعاف اختناق الصدمة الكهربائية:

1- يقطع التيار الكهربائى ويتم إبعاد المصاب عن مصدر التيار.

2- يتم عمل التنفس الصناعى وكذلك يتم عمل تدليك للقلب إذا لزم الأمر.

3- تعالج الأضرار التى قد تحدث، ثم يتم تدفئة المصاب ويعطى بعض المشروبات الساخنة.

التنفس الصناعى:

قبل البدء فى عملية التنفس الصناعى، يجب فك الملابس الضيقة حول الصدر والرقبة وإخراج أى مواد غريبة داخل الفم أو الحلق.

أ- طريقة النفخ المباشر بالفم "قبلة الحياة":

1- ينظف فم المصاب بمنديل أو شاش، ثم يتم إخراج أى جسم غريب داخله.

2- يوضع وجه المصاب إلى أعلى ورأسه للخلف مع رفع الفك السفلى لأعلى حتى يبقى مجرى التنفس مفتوحاً.

3- تغلق فتحتا أنف المصاب بإحدى يدى المسعف، واليد الأخرى للمسعف توضع أسفل فك المصاب وإبهامه داخل فمه. ثم يأخذ المسعف نفساً عميقاً ويضع فمه فوق فم المصاب وينفخ فيه بقوة بحيث يتحرك صدره، ثم يرفع رأسه حتى يطرد المصاب الهواء من صدره، وتكرر هذه العملية أكثر من 12 مرة فى الدقيقة. وهذه الطريقة لا تصلح فى حالات الاختناق التى يصاحبها كسر فى عظام الفك أو إصابة المصاب بأمراض معدية أو التهابات رئوية.

ب- طريقة شيفر للتنفس الصناعى:

1- يوضع المصاب ووجهه للأرض وتمدد إحدى يديه للأمام والأخرى تحت رأسه ويلف وجهه إلى جانب اليد الممدودة.

2- يركع المسعف على المصاب مع جعل وجهه فى اتجاه وجه المصاب ثم يضع يده مفرودة أسفل صدر المصاب حيث يكون الإبهام فى اتجاه الفقرات ويكون الذراعان مشدودان.

3- يقوم المسعف بإلقاء ثقله على ذراعيه حتى تسبب ضغطاً إلى الأمام على صدر المصاب، وهذا يكفى لطرد الهواء من صدره أو الماء الموجود به. ثم يرفع المسعف ثقله تدريجياً من على صدر المصاب مع بقاء الذراعان مشدودان حتى يساعد ذلك على إتمام عملية الشهيق.

4- تكرر هذه العملية 12 – 15 مرة فى الدقيقة حتى يستعيد المصاب تنفسه الطبيعى.

ضربة الشمس

ضربة الشمس هى حالة تحدث أثناء الجو الحار عندما تفشل عوامل تنظيم درجة حرارة الجسم فى العمل نتيجة الظروف الجوية المحيطة، وذلك للأسباب الآتية:-

1- عندما ترتفع درجة حرارة الجو ارتفاعاً كبيراً عن درجة حرارة الجسم، فيكتسب الجسم حرارة من الجو المحيط بدلاً من فقد الحرارة إليه.

2- التعرض المباشر لأشعة الشمس لفترة طويلة أثناء الجو الحار.

3- قد تكون درجة الرطوبة بالجو عالية لدرجة أنها لا تسمح بقبول أى رطوبة أخرى وبذلك لا يستطيع العرق أن يتبخر من الجلد.

4- قد يكون الشخص مرتدياً ملابس تحتجز بين طبقاتها الهواء المشبع بالبخار.

أعراض الإصابة بضربة الشمس:

1- يشعر المريض بصداع وتوتر وإرهاق وتشوش فى الذهن أو إغماء

2- يكون الجلد ساخناً وأحمر اللون وجاف بسبب قلة أو توقف إفراز العرق.

3- احتقان العينين.

4- ارتفاع درجة حرارة الجسم حتى 40° درجة مئوية أو أكثر قليلاً.

إسعاف ضربة الشمس:

1- [illegible] الخيوط المتباعدة.

2- يجب خلع ملابس المصاب، ويدلك جسمه بأكمله بالماء الفاتر أو الماء البارد بواسطة قطع إسفنج.

3- يجب عدم استعمال الثلج لأن استعماله سيؤدى إلى انقباض الأوعية الدموية

الجلدية وبالتالي يقلل من كمية الدماء فى هذه الأوعية الدموية ويجعل كمية الحرارة التى يمكن أن يفقدها الجلد بسيطة.

4- التهوية على جسم المصاب وذلك باستخدام مروحة كهربائية أو مكيف فريون، وفى حالة عدم توفر هذه الأجهزة، يمكن استعمال قطعة من الورق أو الملابس لإحداث التهوية اللازمة.

5- يجب الاستمرار فى تبريد جسم المصاب إلى أن تنخفض درجة حرارة جسمه إلى 39 درجة مئوية، وينقل بعد ذلك إلى المستشفى لإسعافه بالمحاليل اللازمة حتى يستعيد صحته.

الصدمة

الصدمة هى هبوط أو انحطاط فى جميع قوى الجسم العصبية والدموية والتنفسية وتحدث بعد الإصابات الشديدة كالنزف والكسور والحروق والرضوض الشديدة والتسمم، وهى إما خفيفة أو شديدة. وتنشأ الصدمة على مرحلتين هما:

أ- الصدمة العصبية، وتنشأ فى المرحلة الأولى، أى مباشرة بعد الحادث، بسبب الآلام المختلفة.

ب- الصدمة الدموية، وتنشأ فى المرحلة الثانية، أى بعد عدة ساعات من الحادث، وتكون بسبب انخفاض كمية الدم فى الجسم، وضعف الدورة الدموية.

أسباب الصدمة:

يمكن أن تحدث الصدمة بسبب أحد العوامل التالية:

1- عدم كفاية ضخ القلب للدم، وذلك فى حالة الإصابة بالجلطة القلبية أو الإحتشاء القلبى.

2- نقص حجم الدم الذى يحدث فى حالات الإصابة الشديدة والنزف الدموى، والحروق أو فقدان سوائل الجسم الأخرى كما فى حالات التقيؤ الشديد المتكرر.

3- انخفاض مقاومة الشرايين كما فى حالات التسمم بالأدوية والكحول والمواد الكيماوية.

4- نقص معدل الأكسجين اللازمة للأنسجة وذلك بسبب انسداد المسالك التنفسية أو إصابات الجهاز التنفسى.

أنواع الصدمة:

1- الصدمة العصبية:

تحدث الصدمة العصبية عند إصابة الجهاز العصبى بأذى يجعله عاجزاً عن التحكم فى انقباض وانبساط الأوعية الدموية ويؤدى ذلك إلى نقص كمية الدم التى تصل إلى الأنسجة وبالتالى نقص كمية الأكسجين التى تحتاجها الخلايا والأنسجة، ولذلك تحدث الصدمة.

2- الصدمة القلبية:

تنتج بسبب الهبوط المفاجئ فى قوة القلب وعجزه عن المحافظة على الدورة الدموية بشكل طبيعى. ففى حالة انخفاض إنتاج القلب تقوم الأوعية الدموية الطرفية بالانقباض لكلى تسمح بإيصال الدم (تروية) بصوره مستمرة إلى الأعضاء الحيوية كالقلب والدماغ والكليتين والرئتين. ولكن فى بعض الأحيان تعجز هذه الأوعية عن القيام بهذه الوظيفة فيحدث نقصان فى كمية الدم وبالتالى تقل كمية الأكسجين اللازمة لهذه الأعضاء الحيوية، فيحدث إصابة دائمة للدماغ أو الكليتين، ويحدث نقصان فى حجم البول واضطراب فى الوعى، وتحدث هذه الصدمة فى حالات أمراض القلب الإحتشائية والجلطة، ونقص تروية العضلة القلبية.

3- الصدمة الدموية:

حالات النزف الشديدة أو نقص البلازما، مثل حالات الحروق، أو نقص السوائل الأخرى، مثل حالات التقيؤ والإسهال الشديدين.

4- الصدمة الجرثومية:

تحدث هذه الصدمة بسبب "التسمم العام" الذى تحدثه الجراثيم فى الجسم، حيث تعمل على اتساع الشعيرات الدموية وزيادة نفاذيتها، مما يؤدى إلى تسرب بلازما الدم وانخفاض حجم الدم الذى يؤدى فى النهاية إلى حدوث الصدمة.

كما تسبب سموم الجراثيم تكوين الجلطات التى تؤدى فى النهاية إلى هبوط فى وظيفة عضلة القلب.

أعراض الصدمة:

أ- تظهر الأعراض التالية عند بداية حدوث الصدمة:

شحوب الجلد ـ برودة الأطراف ـ خروج عرق بارد من الجسم ـ ضعف الجسم ـ زيادة سرعة النبض والتنفس.

عندما يكون النزيف هو سبب الصدمة فإن المصاب يشعر بالقلق لنقص الأكسجين ويحدث له عطس وغثيان وتقيؤ.

ب- إذا تدهورت حالة المصاب فإنه يشعر بالأعراض التالية:

1- الخمول وعدم الاستجابة للمنبهات الخارجية بسبب نقص الأكسجين الواصل للمخ.

2- تغور العينان للداخل وتتسع الحدقتان بشدة.

3- تظهر بقع زرقاء على الجلد بسبب بطئ سريان الدم فى الأوعية.

4- هبوط الضغط الشريانى إلى مستوى منخفض جداً.

5- فقدان الوعى وانخفاض درجة حرارة الجسم.

الإسعاف الأولى للصدمة:

1- إبعاد المصاب عن سبب الصدمة، والتأكد من سلامة عملية التنفس ونبض القلب، ومستوى الوعى عند المصاب.

2- وضع المصاب بالصدمة فى وضع الاستلقاء مع رفع الساقين 15 درجة، وهذا الوضع يعمل على تحسين الدورة الدموية، وإذا كان المصاب فاقداً للوعى فيجب وضعه على جانبه لتسهيل خروج السوائل من الفم.

3- التأكد من سلامة المسالك البولية التنفسية والمحافظة عليها سالكة عن طريق إزالة الإفرازات أو الأجسام الغريبة إن وجدت.

4- تزويد المصاب بالأكسجين عبر القناع بتركيز 100% بمعدل 8 - 15 لتراً فى الدقيقة.

5- تدفئة المصاب بالتدريج للمحافظة على حرارته.

6- السيطرة على الألم الشديد باستخدام بعض الأدوية المسكنة.

7- يتم تزويد المصاب بالمحاليل التالية حسب حالته:

أ- المحاليل الملحية والسكرية مثل المحلول الملحى - بيكروبونات دكستروز.

ب- الدم: يستخدم فى الصدمة الشديدة.

ج- البلازما: يستخدم الديكستران كبديل عن البلازما فى الإسعاف، يبدأ بتقطير وريدى سريع 100 - 150 ملى لتر فى الساعة الأولى ثم يعطى بمقدار 10 - 15 ملى لتراً لكل 1 كجم من الوزن كل 24 ساعة.

8- فى حالة الصدمة بسبب نقص حجم الدم، يتم إيقاف النزيف، ويعطى المصاب دكستروز ثم دم. ولا يتم إعطائه مادة قابضة للاوعية (أدرينالين) مثلاً ثم يتم تزويد المصاب بمادة بيكربونات الصوديوم.

9- فى حالة الصدمة القلبية، يعطى المصاب منشطات بيتا ومادة ديجتالين لتحسين أداء القلب.

10- فى حالة الصدمة العصبية، يتم إسعاف المصاب من الإغماء أولاً.

11- فى حالة الصدمة الجرثومية يعطى المصاب المضادات الحيوية لحين ظهور نتائج

التحاليل، وكذلك محاليل لمعادلة الحموضة مثل بيكربونات الصوديوم، ومادة قابضة للأوعية مثل أدرينالين.

التسمم

تعريف التسمم:

التسمم هو أي مادة إذا دخلت الجسم ولو بكمية صغيرة أدت إلى اعتلال الصحة أو الوفاة.

أعراض التسمم:

يعتمد تشخيص حالة التسمم على عدة أمور هى: ظروف الحادث، الأعراض المرضية، والمشاهدات التشريحية ونتائج التحليل السمى.

1- ظروف الحادث وفحص المكان:

كثيراً ما يتم العثور على بيانات لسبب الحادث ودوافعها مثل رسالة تركها المصاب، أو أداة أو علبة أو وعاء يحتوى على مادة معينة.

2- الأعراض المرضية:

من أهم أعراض التسمم ما يلى:

أ- الأعراض الهضمية: غثيان – قئ – مغص – إسهال.

ب- الأعراض البولية: قلة البول أو انقطاعه أو احتوائه على زلال أو دم.

ج- الأعراض الكبدية: يرقان – تضخم الكبد.

د- الأعراض الدماغية: فقدان الوعى – هيجان – طنين بالأذن.

هـ- الأعراض العصبية: آلام – فقدان الحس أو شلل حركى.

و- الأعراض التنفسية: السعال – إصابة الرئتين.

ز- الأعراض الدموية: فقر الدم.

3- المشاهدات التشريحية:

الآثار الضارة الحارقة الموضعية للمواد السامة.

4- التحليل السمى:

وهو الذى يؤكد التسمم - ويتم عن طريق تحليل الأحشاء للبحث عن السموم.

أنواع السموم حسب طرق دخولها للجسم:

أولا: التسمم عن طريق الفم:

هو التسمم الناتج عن تناول كمية من السم عن طريق الفم سواء بطريق الخطأ أو عن طريق العمد والانتحار.

والإسعاف يتم كما يلى:-

أ- تأخير أو إيقاف امتصاص السموم، ويتم ذلك عن طريق:

1- إعطاء المصاب سوائل تخفف من كثافة السم فى المعدة، فيقل بذلك امتصاصه، وتأثيره الموضعى، ولذلك تعطى السوائل التالية: زلال البيض - معلق النشا - دواء مضاد للتسمم - الماء العادى.

2- غسل المعدة، وهو أسلوب فعال للتخلص من السموم الموجودة فى المعدة ويتم الغسل بأحد المحاليل التالية: الماء الدافئ ـ محلول ملحى نصف مركز ـ الترياق العام (دواء مضاد للتسمم).

3- تحريض القىء: إذا تقيأ المصاب تلقائياً فلا داعى لتحريض القىء، ولكن إذا لم يتقيأ فيتم تحريض القىء، حتى يتخلص المصاب من السم الموجود فى معدته.

ب- معالجة الأعراض المختلفة الناجمة عن تناول السم.

ج- إبطال مفعول السم داخل الجسم بواسطة الترياق المناسب: والترياق هو الدواء

الذى يعطى للمتسمم لتخليصه من الآثار السيئة الناجمة عن السم. وهناك ثلاثة أنواع من الترياق هى:-

1- الترياق الميكانيكى: وهو الترياق الذى يؤثر بطريقة آلية كالفحم الذى يمتص السموم وزلال البيض وزيت البرافين.

2- الترياق الكيميائى: وهو الذى يتحد مع السم فيحوله إلى مركبات غير سامة.

3- الترياق الفيسولوجى: وهو الذى يؤثر على الجسم فسيولوجياً بإبطاله تأثيرات السم مثل الأتروبين الذى يبطل تأثيرات الإيزيرين.

د- الإسراع فى طرد السم خارج الجسم وتنقية الدم.

1- الطرد عن طريق البراز: وذلك بإعطاء المصاب مسهلات ملحية مثل زيت الخروع أو سلفات الصوديوم.

2- الطرد عن طريق الكلى: وهى الطريقة المفضلة وذلك بحقن مدرات البول ولاسيما المانيتول بتركيز 10 – 20% أو اللاسكس.

ثانياً التسمم عن طريق الاستنشاق:

أهم الغازات التى تسبب التسمم عن طريق الاستنشاق هى غاز أول أكسيد الكربون وأبخرة البنزين والكيروسين، والأبخرة المخدرة مثل الأثير والكلورفورم، والطلاء، والغازات المسيلة للدموع. وتشكل النار والمواقد ومواقد الفحم والشوى مصادر لغاز أول أكسيد الكربون.

أعراض التسمم:

1- فى البداية يشكو المصاب من دوار وانزعاج وتوعك عام وصداع وصعوبة التركيز الذهنى، وطنين الأذن ونقص السمع والرؤية، وهن عضلى، وخبل.

2- يحدث للمصاب حالة إغماء.

3- تحدث اضطرابات تنفسية مثل ضيق التنفس، وسرعة التنفس.

4- تحدث اضطرابات قلبية مثل هبوط الضغط وسرعة النبض.

الإسعاف:

1- إعطاء المصاب الأكسجين بواسطة القناع لتنقية الدم من أول أكسيد الكربون.

2- إجراء التنفس الصناعى للمصاب بعد تأمين سلامة المسالك التنفسية.

3- إعطاء المصاب منشطات التنفس والدورة والدموية.

ثالثاً: التسمم عن طريق الجلد:

1- لدغة الأفعى:

يكثر لدغ الأفاعى فى المناطق الحارة وعادة يكون اللدغ فى القدمين واليدين، ويعتمد سمية سم الأفعى على انتشار السم فى الجسم، عمق اللدغة، حجم السم الداخل للجسم، نوع الأفعى وحجمها، عمر الشخص وحساسيته ووجود جراثيم فى فم الأفعى أو على جلد الشخص المصاب.

أعراض لدغة الأفعى السامة:

1- وجود أثر نابين.

2- ألم شديد وسريع لا يظهر فى حالة لدغ الأفعى غير السامة.

3- تورم خلال دقائق فى مكان اللدغة، فإذا لم يظهر هذا الورم خلال 30 دقيقة تكون الأفعى غير سامة.

4- ظهور بقع حمراء.

5- زغللة النظر.

6- غثيان أو قئ.

7- نعاس.

8- سيلان اللعاب.

9- وهن ثم تعرق.

10- وأخيراً إغماء.

الإسعافات الأولية للدغة الأفعى:

1- يمنع المصاب من الحركة ويوضع الطرف فى مستوى أسفل من مستوى القلب، ويجب غسل مكان اللدغ بالماء.

2- يتم ربط الطرف الملدوغ برباط فوق مكان اللدغ على أن يكون الرباط بين اللدغة والقلب وذلك للإقلال من جريان السائل اللمفاوى بحيث لا يؤثر ذلك على توصيل الدم بالطرف الملدوغ، ويتم ذلك قبل مرور 30 دقيقة على اللدغ. ويجب إبقاء الرباط حتى يتم إعطاء المصاب "الترياق المناسب".

3- جرح مكان اللدغة بشفرة نظيفة حادة، حتى يسيل الدم من مكان اللدغة ويعصر على الجلد حتى يمكن التخلص من أكبر كمية من السم، ثم يغسل مكان اللدغ بالماء والصابون وينشف ويربط.

4- يعطى المصاب المصل الخاص بسم الأفاعى.

5- يعالج المصاب بالمضادات الحيوية والمصل المضاد للتلوث.

2- لدغة العقرب

يلدغ العقرب الإنسان بواسطة ذيله الذى يحمل السم، حيث يحمل الذيل فى آخر عقدة كيس للسم وإبرة واخزة حادة تتحرك فى جميع الاتجاهات.

أعراض الإصابة بلدغة العقرب:

1- يحدث ألم وحرقان فى مكان الوخز.

2- تشنج الحلق وشعور بثقل اللسان وعدم القدرة على الكلام.

3- قلق ومغص معوى وغثيان وتقيؤ.

5- ازدياد سيلان اللعاب والعرق.

6- سرعة دقات القلب والتنفس وانخفاض ضغط الدم.

وقد تستمر هذه الأعراض لمدة 24- 48 ساعة.

إسعاف لدغة العقرب:

1- تثبيت العضو المصاب ومنعه من الحركة.

2- ربط العضو المصاب للحد من انتشار السم فوق منطقة اللدغ.

3- وضع كمدات باردة أو ثلج لتسكين الألم.

4- جرح منطقة اللدغ ومص الدم بواسطة كاسات الهواء.

5- إعطاء المصاب مصل مضاد لسم العقرب بشرط أن يتم ذلك خلال ساعتين وإلا فلا فائدة منه.

6- فى حالة القصور التنفسى، يتم اجراء التنفس الصناعى ويذود المصاب بالأكسجين.

7- ولتجنب التشنجات، يحقن المصاب مهدئ مثل الفاليوم.

8- يعطى المصاب مسكناً للألم ومخدر موضعى حول اللدغة.

3- لدغ العناكب والحشرات:

أحد أنواع العناكب السامة تسمى "الأرملة السوداء" تكون سامة جداً، وسم العنكبوت شديد السمية.

أعراض لدغة العنكبوت:

1- آلم بسيط يشتد تدريجياً.

2- يتورم مكان اللدغة، وتصبح شاحبة اللون.

3- آلام فى الصدر والبطن والمفاصل.

4- الشعور بالغثيان وازدياد إفراز اللعاب والعرق.

5- تحدث صعوبة التنفس والضيق ثم تبدأ التقلصات العامة.

إسعاف التسمم بلدغة العنكبوت:

1- منع المصاب من الحركة.

2- وضع كمادات باردة أو ثلج على مكان الوخز.

3- وضع رباط ضاغط وجرح منطقة اللدغ ومص الدم بواسطة كاسات الهواء.

4- إعطاء المصاب المصل لسم العنكبوت.

5- إعطاء المصاب المحاليل المناسبة لحالته والأدوية الخاصة لعلاج المصاب من مضاعفات السم.

المراجــع

1) د. إحسان على محاسنة، 1991م، البيئة والصحة العامة، دار الشروق – عمان.

2) د. أحمد رشاد وآخرون، 1984م، الإسعافات الأولية الحديثة، مكتبة الخدمات الحديثة، جدة.

3) أمين رويحة، 1971م، الإسعافات الأولية، دار الأندلس، بيروت الطبعة الثانية.

4) د. حسن ملكاوى وآخرون، 1982م، مبادئ الإسعاف الأولي، دار عمان الطبعة الثانية.

5) د. حكمت عبد الكريم فريحات وآخرون، 1989م، أسس الإسعاف الفورى، دار الشروق، عمان.

6) د. عبد الحميد القضاة، 1986م، الإيدز حصاد الشذوذ، دار ابن قدامه، لندن.

7) د. عبد اللطيف أحمد نصر، 1985م، أبناؤنا فى رعاية الصحة المدرسية الدار السعودية، جدة.

8) د. عبد العزيز محمد سمباوة 1983م، الإسعافات الأولية، إدارة الكتب المدرسية، وزارة المعارف المملكة العربية السعودية.

9) د. عبد الفتاح خليل 1983م، الأمراض المعدية، إدارة الكتب المدرسية، ووزارة المعارف المملكة العربية السعودية.

10) د. فردس مصطفى لبيب، 1978م، الثقافة الصحية، مطبوعات وكالة الرئاسة لكليات البنات المملكة العربية السعودية.

11) د. فوزى على جاد الله، 1982م، الصحة العامة والرعاية الصحية، دار المعارف بمصر.

12) د. كمال شرقاوى غزالى، 1995م، الفسيولوجيا علم وظائف الأعضاء، مؤسسة شباب الجامعة بمصر.

13) د. محمد كمال مصطفى، 1996م، مناجم الصحة فى: الفيتامينات والمعادن، دار الطلائع بمصر.

14) د. محمد يحيى حشمت، 1963م، الصحة المدرسية والتربية الصحية، مطبعة رتشارد باس، الإسكندرية، مصر.

15) د. محمود أحمد البنهاوى وآخرون، 1993م، علم الحيوان، الطبعة الخامسة، دار المعارف بمصر.

16) د. محمود حجازى، 1986م، الأمراض الجنسية والتناسلية، دار العلوم الرياض، المملكة العربية السعودية.

17) د. محى الدين العلبى، 1988م، مبادئ الإسعافات الأولية، دار ابن كثير، دمشق، بيورت.

18) د. إقبال رسمى محمد، 2006، التغذية والصحة العامة- دار الفجر للنشر والتوزيع، القاهرة.

T0142579

Printed in the United States
By Bookmasters